CORPO ATIVO
CORPO VIVO

CONSIDERAÇÕES PARA A PRÁTICA DE ATIVIDADES FÍSICAS

LEONARDO N. C. LOPES

2016

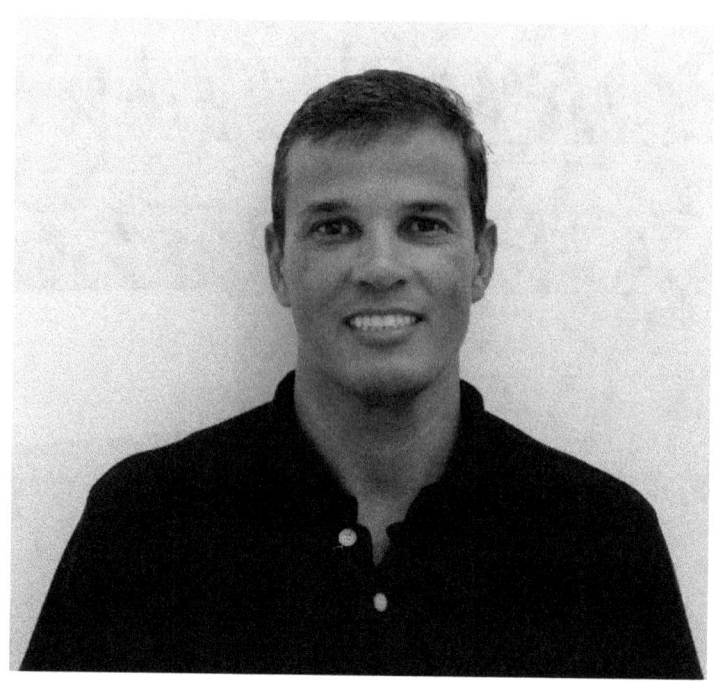

LEONARDO N. C. LOPES

Graduado em Educação Física pela UERJ (Universidade do Estado do Rio de Janeiro), pós-graduado em Gestão de Recursos Humanos pela UFF (Universidade Federal Fluminense) e em Gênero e Sexualidade pela UERJ, o professor Leonardo Lopes leciona na rede pública do Estado do Rio de Janeiro e na do Município de São Gonçalo, onde desenvolve projetos de estudo voltados para o aprimoramento da inteligência corporal de seus alunos. Atua também como consultor esportivo, ministrando aulas em condomínios, clubes, academias e em ambientes abertos (praias, trilhas etc.), tendo sempre como premissa o alcance das metas e objetivos de seus alunos, por meio de uma realização da prática corporal voltada para o desenvolvimento de sua saúde integral.

Contato: leonardonclopes@yahoo.com.br
Facebook: Leonardo N C Lopes

AGRADECIMENTOS

A todos os mestres que compartilharam comigo seus conhecimentos;
A todos os alunos com os quais tive oportunidade de conviver e aprender;
A minha família e a Deus por oferecerem a base para realização desse projeto.

SUMÁRIO:

PREFÁCIO

Assim que me formei, iniciei minha carreira profissional atuando como professor de natação e hidroginástica em quatro academias. Logo consegui alguns alunos particulares, que faziam aulas de musculação e corrida. Não demorou muito para sentir-me sobrecarregado e desorientado, pois não estava bem certo de que direção daria para minha carreira, além disso, minha carga horária laboral era enorme. Vivendo também alguns problemas pessoais, resolvi fazer uma viagem internacional de um mês, para refletir sobre que direção tomaria. Voltei decidido: iniciei minha primeira pós-graduação, pedi demissão em duas academias e prestei concurso público para o Estado do Rio e para o Munícipio de São Gonçalo, sendo aprovado em ambos. Comecei, também, a escrever este livro.

O processo de escrita foi longo, pois o tempo era escasso e as ideias incipientes. Muitas dúvidas rondavam minha cabeça, sobre como de fato poderia ajudar meus alunos. Aqueles que faziam aulas particulares tinham como principal objetivo, questões estéticas associadas à perda de peso ou ao ganho de massa magra e, sendo assim, tinha também o meu trabalho este foco. Nas escolas, a maior parte do corpo discente ansiava pela prática desportiva competitiva, e qualquer tentativa de teorização e discussão sobre tópicos inerentes à disciplina geravam, quase sempre, grande descontentamento e poucos resultados efetivos.

Contudo, o passar dos anos e o amadurecimento profissional mostraram-me a importância de mudar de um enfoque cada vez menos estético e performático, para outro que não obrigatoriamente abrisse mão desses objetivos, mas que, sobretudo, primasse pela busca de um equilíbrio pessoal e bem-estar, pautados no desenvolvimento de nossas inteligências e na conscientização sobre nossas reais necessidades e sobre os comportamentos e sentimentos vivenciados por meio da prática física.

Assim sendo, este livro apresenta-se basicamente como resultado da interação de minhas vivências como atleta, aluno e professor. Procurei, de maneira sucinta, transmitir informações, reflexões e relatos de experiências profissionais que considerei pertinentes para ajudar àqueles que desejam assumir um estilo de vida ativo, de forma mais consciente e duradoura, tornando a prática física um momento significativo e prazeroso em suas vidas.

Para isto, adotei como principais referenciais teóricos os estudos realizados por Abraham Maslow (Teoria da Hierarquia das Necessidades), Howard Gardner (Teoria das Inteligências Múltiplas) e Viktor Frankl (Teoria do Sentido da Vida). Outros autores, como, por exemplo, Covey, Duhigg e Abramson, foram igualmente fundamentais, para o entendimento da gênese e influência dos hábitos em nossas vidas. Já Nuno Cobra, Berge e Capra corroboram a importância das práticas de exercícios acontecerem associadas a sentimentos positivos que transcendam aspectos físicos.

No que tange a relatos de experiências, mesmo ciente das limitações que esta decisão implicaria, optei por ater-me àqueles vivenciados direta ou indiretamente por minha pessoa. São inúmeros os exemplos de histórias nas quais indivíduos relatam como a prática de exercícios físicos transformou ou ajudou suas vidas nos momentos mais difíceis. Poderia citar dezenas, centenas, milhares... Quem sabe em um próximo livro, com a ajuda de muitos outros?

INTRODUÇÃO

Incluir a prática de atividades físicas em nossa rotina e assumir um estilo de vida ativo não é uma tarefa fácil. Conforme apontado pelo Conselho Federal de Educação Física, devemos compreender atividade física como todo movimento humano voluntário, que resulte em um gasto energético significativamente maior do que aquele requerido em estado de repouso, a fim de manter nossas funções vitais. Ela é caracterizada tanto pela realização de atividades do cotidiano – como subir escadas, fazer faxina, cuidar do jardim, entre outras – como também pela realização de atividades pensadas e executadas de forma planejada, segundo um ou mais objetivos corporais a serem atingidos. Nestes casos, são também denominadas "exercícios físicos".

A prática corporal, portanto, pode ocorrer em diferentes contextos e com múltiplas finalidades. Em Pesquisa Nacional de Saúde (PNS) realizada em 2013 pelo Instituto Brasileiro de Geografia e Estatística (IBGE), envolvendo 146,3 milhões de pessoas com 18 anos ou mais de idade, as oportunidades para os indivíduos serem classificados como fisicamente ativos foram consideradas em quatro domínios:

- no âmbito do trabalho;
- no âmbito do deslocamento para as atividades habituais;
- no âmbito das atividades domésticas;
- no âmbito do lazer.

Para ser classificado como fisicamente ativo nestes domínios, o nível de atividades físicas estabelecido foi de pelo menos 150 minutos semanais em intensidade leve ou moderada ou 75 minutos semanais em intensidade vigorosa. Não foi considerada, contudo, a forma como esta prática se distribuía ao longo da semana.

Dentre os inúmeros dados e informações obtidos nesta pesquisa, destacaram-se:

(PNS 2013)	IA	FAT	FADAH	FAAD	FAL
GERAL	46%	33,5%	31,9%	16,8%	22,5%
HOMENS	39,8%	44,3%	31%	9,2%	27,1%
MULHERES	51,5%	23,8%	32,6%	23,6%	18,4%

IA: Insuficientemente Ativo
FAT: Fisicamente Ativo no Trabalho
FADAH: Fisicamente Ativo no Deslocamento para Atividades Habituais
FAAD: Fisicamente Ativo nas Atividades Domésticas
FAL: Fisicamente Ativo no Lazer

Em relação à faixa etária e ao nível de instrução, observou-se que:

Faixa Etária	IA	FAT	FADAH	FAAD	FAL
18 a 24 anos	36,7%	33,3%	34,8%	13,5%	35,3%
25 a 39 anos	41,9%	40%	31,4%	19%	25,5%
40 a 59 anos	45,3%	38,9%	34,1%	19,1%	18,3%
60 anos ou mais	62,7%	12%	25,7%	11,6%	13,6%

Nível de instrução	IA	FAT	FADAH	FAAD	FAL
Sem instrução e fundamental incompleto	50,6%	32,3%	33,9%	15,5%	11,7%
Fundamental completo e médio incompleto	42,6%	38%	34,5%	17,8%	23,6%
Médio completo e superior incompleto	43%	35,1%	31%	18,6%	28,8%
Superior completo	43,6%	27,6%	24,8%	14,9%	37,6%

No que tange à percepção do estado de saúde – conforme apontado pela PNS 2013 e em consonância com o preconizado pela Organização Mundial da Saúde (OMS) – devemos compreendê-la como um indicador que engloba tanto componentes físicos quanto emocionais dos indivíduos, além dos aspectos do bem-estar e da satisfação com a própria vida. E também como um indicador que sobrevém não apenas das sensações físicas de dor e desconforto, mas, sobretudo, das consequências sociais e psicológicas da presença de enfermidades. Nesta pesquisa foi averiguado – através de uma questão única em que o próprio indivíduo classificava sua saúde em uma escala de 05 (cinco) graus como: muito boa, boa, regular, ruim ou muito ruim – que 66,1% consideravam sua saúde como boa ou muito boa, dos quais 70,3% correspondiam aos homens e 62,4% às mulheres.

Com relação aos grupos de idade e nível de instrução, apresentaram-se os seguintes resultados:

FAIXA ETÁRIA	PERCEPÇÃO DO ESTADO DE SAÚDE COMO BOM OU MUITO BOM
18 a 29 anos	81,6%
30 a 59 anos	65,9%
60 a 64 anos	48,4%
65 a 74 anos	44,2%
75 anos ou mais	39,7%

NÍVEL DE INSTRUÇÃO	PERCEPÇÃO DO ESTADO DE SAÚDE COMO BOM OU MUITO BOM
Sem Instrução e Fundamental Incompleto	49,2%
Fundamental Completo e Médio Incompleto	68,5%
Médio Completo e Superior Incompleto	78,1%
Superior Completo	84,1%

Analisando os dados supracitados, verificamos que o percentual de pessoas que se encontravam em uma condição classificada como insuficientemente ativa foi bastante elevado, atingindo quase metade da amostra estudada (46%), sendo mais significativa entre as mulheres (51,5%) do que entre os homens (39,8%). Contudo, apesar de os homens apresentarem-se como fisicamente mais ativos do que as mulheres, esta condição ocorreu apenas nos domínios referentes aos ambientes de trabalho (44,3% x 23,8%) e lazer (27,1% x 18,4%), não acontecendo o mesmo no âmbito correspondente ao deslocamento para atividades habituais (31% x 32,6%) e no de trabalhos domésticos (9,2% x 23,6%). Nestes, conforme observado, os percentuais tenderam ou a não apresentarem uma distinção significativa ou o das mulheres sobrepujaram o dos homens, atingindo mais do que o dobro de proporção no âmbito dos trabalhos domésticos.

O fato de homens apresentarem proporcionalmente maior ocupação no mercado de trabalho, bem como a natureza da tarefa realizada por eles nesse ambiente, parece, portanto, favorecer que se tornem mais ativos. Corroborando esta impressão, outro estudo realizado pelo IBGE, em 2011, envolvendo seis capitais, demonstrou que, apesar de o número de mulheres em idade ativa ser maior do que a dos homens (53,7% x 46,3%), a porcentagem destas sem ocupação laboral (57,9%) era muito superior a dos homens (42,1%). Constatou-se, também, que enquanto no segmento de serviços domésticos e administração pública elas eram maioria (94,8% e 64,1%), os homens sobressaíam-se nas áreas de construção e indústria (93,9% e 64%) que, quase sempre, demandam emprego de esforço físico maior.

Contudo, os motivos pelos quais encontramos um maior número de mulheres em condição insuficientemente ativa parecem ter raízes ainda mais profundas: a maneira como são educadas por suas famílias, sendo mais protegidas e tendo menos liberdade de ir e vir; o modo como são incentivadas a serem mais delicadas e meigas, beirando a passividade; as brincadeiras, esportes e hobbies menos enérgicos que são orientadas a assumir... Aliado a isso, o peso atribuído aos papéis sociais como esposa, mãe e responsável pelo lar parecem sobrecarregá-la. Ainda mais quando precisam, também, entrar no mercado de trabalho e não contam com a presença de um companheiro com quem dividam as tarefas. Nesse sentido, não surpreende constatar que os homens, em suas horas livres, dediquem-se mais a atividades que envolvam o movimento do que as mulheres, enquanto estas se sobressaiam dentro de suas residências. Desde pequenos, meninos são orientados e incentivados a brincar na rua, a crer que são fortes e resistentes. Já as mulheres muitas vezes são encaradas como sexo frágil, que carece de proteção. Belas princesas a espera de seus príncipes encantados.

Observou-se também que, conforme envelhecemos, a proporção de pessoas fisicamente ativas diminui em todos os domínios, porém mais significativamente nos âmbitos do trabalho – muito em virtude da aposentadoria – e do lazer, com quedas de 28% e 21,7%, respectivamente. Fraqueza e presença de doenças são simultaneamente responsáveis por esta diminuição, contudo, certamente a prática de atividades físicas apresenta-se como uma das mais importantes ferramentas de combate a estes quadros. Assim, a promoção de políticas públicas que incentivem e criem locais onde idosos sintam-se acolhidos e possam se exercitar de maneira segura torna-se fundamental, para melhorar sua qualidade de vida e reduzir gastos pessoais e governamentais com o tratamento de doenças. O grau de instrução adquirido também demonstrou importante correlação com o fato de nos tornarmos mais ou menos fisicamente ativos. Enquanto o nível de atividades físicas tendeu a diminuir nos domínios referentes aos âmbitos do trabalho (-10,4%), deslocamento para as atividades habituais (-9,7%) e serviços domésticos (-3,7%), no âmbito do lazer ocorreu justamente o contrário, aumentando consideravelmente em relação aos outros graus de formação, especialmente quando comparado aos sem instrução ou com fundamental incompleto (+25,9%). A melhora do nível renda e, por consequência, das condições de vida entre aqueles com nível superior completo, bem como a elevação do grau de consciência com relação à prática de atividades físicas e seus benefícios para saúde, parecem apresentar-se como importantes fatores que contribuem para este quadro.

A prática regular de atividades físicas, em razão de seus múltiplos efeitos – já comprovados cientificamente – apresenta-se, indubitavelmente, como um dos hábitos mais importantes para promoção e manutenção da saúde. Capaz de promover uma melhora significativa no desempenho e funcionamento orgânico como um todo, de prevenir o surgimento de doenças, de melhorar a autoimagem e elevar a autoestima, ela pode contribuir decisivamente para uma sensação de equilíbrio e bem-estar prevalecente. Contudo, para muitos sua realização parece não se apresentar como uma condição imprescindível para que se sintam saudáveis.

Conforme mencionado, embora parcela significativa da amostra se encontrasse insuficientemente ativa (46%), esta condição não impediu que parcela ainda mais contundente (66,1%) considerasse sua saúde como boa ou muito boa. O fato de ser mais jovem e o aumento dos níveis de escolaridade foram apontados como fatores decisivos para uma melhora da percepção do estado de saúde, atingindo 81,6 % entre os mais jovens e 84,1% entre aqueles com nível superior completo. Todavia, a pesquisa não revelou a porcentagem entre os insuficientemente ativos e os fisicamente ativos que consideravam sua saúde como boa ou muito boa. Apenas apontou que ser fisicamente ativo não se apresenta como uma condição essencial para classificarmos nossa saúde de maneira positiva. Que, mesmo em uma condição insuficientemente ativa, podemos nos sentir saudáveis.

11

Desse modo, torna-se aparente o quanto ainda somos uma nação cuja prática de atividades físicas é um privilégio de poucos afortunados, principalmente aquela realizada no tempo livre e destinada ao lazer e desenvolvimento pessoal. Seja por desinformação, desinteresse ou pelas dificuldades que se apresentam no cotidiano, muito poucos conseguem de fato torná-la uma realidade presente em suas vidas assumindo, então, um estilo de vida sedentário.

No processo de transição de um estilo de vida inativo para ativo, defrontamo-nos com questões cruciais, cuja análise e entendimento são fundamentais para obtermos êxito. De forma muitas vezes intuitiva, as pessoas envolvidas neste processo passam por reflexões, em maior ou menor grau de profundidade. Quanto maior for o nível de consciência das pessoas em relação a seus corpos, suas realidades e aos pensamentos e sentimentos que envolvem esta transformação, maiores também serão suas chances de sucesso. Entretanto, conforme discutiremos, toda forma de conhecimento, toda capacidade de discernimento, por mais grandiosa que seja, tornar-se-á inútil se não formos capazes de traduzi-la em ações em nosso cotidiano.

Assim, o entendimento e análise da construção de nossos pensamentos e suas consequências comportamentais apresentam-se, não como uma proposta milagrosa para que consigamos inserir a prática física em nossas vidas, mas como uma questão crucial para que reflitamos sobre os reais motivos que nos impulsionam ou nos travam, e também sobre os sentimentos vivenciados antes, durante e após a sua realização. Pois, somente aprimorando nossa inteligência corporal, poderemos transformá-la em momentos significativos de nossas vidas. Momentos que desejaremos viver rotineiramente. Iniciemos, então, esta jornada de conscientização e mudança de atitudes.

CAPÍTULO I: CORPO HUMANO

1.1- SAÚDE INTEGRAL

Nosso corpo não se resume a um aglomerado de células que funcionam noite e dia, apenas com o objetivo de nos manter vivos. Ele é muito mais complexo. Somos os únicos seres, até então conhecidos no Universo, dotados de razão e capazes de nos emocionar e nos inter-relacionar em um grau de complexidade que vai muito além do das outras espécies que coabitam nosso planeta.

Desse modo, não podemos considerar que, para termos um corpo saudável, basta apenas estarmos sem doenças ou apresentarmos bela aparência e boa condição física. De acordo com a OMS, devemos entender saúde como um estado de completo bem-estar *físico, mental, social* e *espiritual*, e não somente a ausência de doenças ou enfermidades. Segundo esta concepção, ainda que um indivíduo não manifeste nenhum sintoma específico de doença, pode ainda não ser considerado saudável, se não estiver na mais plena capacidade de satisfazer suas necessidades e de produzir e exercer suas atividades diárias.

Nossos corpos físico e energético estão, portanto, atrelados, influenciando-se reciprocamente a partir da interação com o meio no qual se encontram inseridos, seja de maneira positiva ou negativa para nossa saúde. É comum vermos pessoas adoecerem ou sofrerem consequências em seu corpo biológico em virtude de tristezas, preocupações e estresses que assolam sua mente ou corpo energético. O caminho inverso é igualmente comum, ou seja, pessoas que, ao se verem biologicamente doentes, entram em estado de angústia e depressão profundas ou, ainda, enfrentam outros sentimentos negativos, que agravam o estado patológico no qual se encontram. Nesse sentido, Capra (1997, p.315) destaca que a representação comum de saúde e doença, como extremos opostos de algo contínuo e unidimensional, é muito enganadora. Que, na verdade, suas múltiplas dimensões afetam-se mutuamente e a sensação de bem-estar ocorre quando estão bem equilibradas e integradas.

Portanto, essas linhas de entendimento indicam-nos a importância de buscarmos permanentemente um estado de equilíbrio pessoal nas diferentes esferas de nossas vidas, a fim de alcançarmos boa saúde corporal. Adotarei, por isso, mesmo correndo o risco de ser redundante, o termo saúde integral apenas para reafirmar a necessidade de uma compreensão holística da palavra saúde e, dessa forma, não corrermos o risco de um entendimento reducionista que privilegie aspectos físicos e biológicos, em detrimento de outros.

Logo, se desejamos adquirir uma boa condição, que resulte na saúde integral de nosso organismo, devemos intervir de maneira mais abrangente, refletindo nossos comportamentos e atitudes nos diferentes planos de nossas vidas e avaliando como esses contribuem ou prejudicam nossa caminhada nessa direção. Tarefa esta nada fácil, pois demanda que tenhamos um elevado grau de discernimento entre o que consideramos certo e errado, entre o que nos faz bem ou mal e, principalmente, entre o que queremos ou não para nossas vidas. Para isto, muitas vezes será fundamental contarmos com a ajuda de profissionais especializados que possam ajudar-nos a compreender melhor a realidade em que vivemos e a vislumbrar possíveis novos caminhos a serem percorridos.

É preciso termos claro que as mudanças que desejamos para nossos corpos não devem se restringir apenas ao campo físico e que, mesmo essas, demandam reflexão e decisão conscientes. Não basta apenas modificarmos nossos atos – como, por exemplo, iniciarmos uma nova dieta ou nos matricularmos em uma academia – sem buscarmos entender os porquês dessas mudanças e os motivos que até então nos impediam. É preciso, portanto, refletir sobre a vida que levamos e compreender melhor nossos comportamentos e as atitudes que perpetuamos. Elaborarmos novos pensamentos e redirecionarmos nossas atitudes ao encontro do que verdadeiramente desejamos para nós mesmos. Provocarmos, necessariamente, um novo olhar, uma nova forma de ver, sentir e refletir nosso próprio corpo, percebendo como esse se relaciona com o mundo externo, influenciando e sendo influenciado pelo ambiente no qual está inserido.

Dessa maneira, precisamos assumir uma postura de aprendizado permanente, voltado para o autoconhecimento e para a busca das "ferramentas" necessárias para alcançar um estado de equilíbrio e bem-estar: conosco, com os outros e com a natureza. Conforme veremos, a prática corporal regular, quando não focada apenas nos benefícios da dimensão física, pode, indiscutivelmente, apresentar-se como uma importante alternativa para este fim, desde que seja praticada de forma consciente e encarada como uma atividade que abrange as múltiplas dimensões da saúde.

1.2- CULTURA CORPORAL E ESTILO DE VIDA

Durante diferentes épocas da existência humana, dependendo dos locais em que se vivia e a posição social que se ocupava naquele espaço, o cuidado dedicado ao corpo e a percepção do que era considerado belo e saudável alteravam-se drasticamente. Na Grécia Antiga, por exemplo, corpos musculosos em homens eram admirados e obtidos por meio do cuidado corporal e da prática de exercícios físicos que visavam uma mente sã em um corpo são. Já na Roma Antiga, a gordura corporal era considerada sinal exterior de riqueza, inspirando respeito e confiança.

Na Idade Média, tomou vulto a concepção de que o corpo físico representava uma prisão da alma, fonte de desejos pecaminosos e que esse corpo deveria ser duramente repreendido e castigado, sob pena de o indivíduo ser considerado impuro e não merecedor do paraíso eterno. Já alguns séculos à frente, o corpo físico cresceu novamente em importância, sendo ostensivamente estudado por médicos anatomistas que ansiavam por desvendar os mistérios de seu funcionamento e descobrir curas para doenças que assolavam e matavam grande parte da humanidade. O corpo físico passou, dessa forma, novamente a ser merecedor de cuidados especiais de higiene, entre outros hábitos preventivos fundamentais para o seu bom funcionamento, como o costume de praticar atividades físicas regularmente (ROBERT, 2003, p.23).

Abramson (2006, p.171), destaca que, na maior parte da história documentada, a forma feminina arredondada foi idealizada, por refletir o poder reprodutivo da mulher e que, mesmo mais recentemente, em grande parte do mundo árabe as mulheres obesas ainda são mais cobiçadas como esposas. Ressalta, ainda, que nos Estados Unidos ser gorda era considerado elegante e sexy até a década de 1920, porém, à medida que a carreira foi ficando mais importante e a maternidade começou a se tornar menos significativa na definição da identidade da mulher, a forma arredondada deixou de ser atraente, tornando-se a magreza um sinal de emancipação, um símbolo da sexualidade não reprodutiva e de independência.

A imposição que existe sobre todos nós, remetendo-nos à busca pelo corpo perfeito e por melhores resultados, é algo que não vem de hoje, mas que tomou grande proporção a partir do momento em que foi associada ao sucesso pessoal, que foi massificada pelos veículos de comunicação e atrelada à crescente necessidade de lucro, por parte daqueles que desejam nos vender seus produtos e serviços. A prática de

15

exercícios físicos, a realização de cirurgias e de procedimentos estéticos, a venda de suplementos e de outros produtos associados à melhora dos resultados corporais tornaram-se, desse modo, um grande filão a ser explorado.

Desse modo, todos nós, desde o momento de nosso nascimento, estamos sujeitos a um sistema de costumes que prepondera naquele ambiente e dita normas de comportamento social que influenciam a forma como enxergamos, interpretamos e lidamos com o nosso corpo e com o dos outros. A esse processo denominamos de *cultura corporal*.

Fenômeno unicamente humano, a cultura refere-se à capacidade que todos temos de dar significados às nossas ações e ao mundo que nos rodeia (CARRARA, 2010, p.23). Ela é compartilhada pelos indivíduos de determinado grupo e, embora não se refira a um fenômeno individual, influencia significativamente a imagem corporal que cada um de nós constrói sobre o próprio corpo e o de outros, gerando expectativas que, se não atendidas, resultam em insatisfações ou mesmo em comportamentos discriminatórios.

Por meio da educação formal que recebemos nos ambientes acadêmicos e, principalmente, por meio da educação informal que vivenciamos no contato social – no trabalho, com os familiares, amigos, entre outros meios – é que moldamos nossa personalidade, nosso caráter. Dentro deste contexto cultural, pelo acúmulo de informações, experiências e sensações vividas, sejam elas positivas ou negativas, conscientes ou inconscientes, é que determinamos os comportamentos e atitudes que adotamos em nosso cotidiano e que caracterizam nosso estilo de vida.

Estilo de vida consiste, dessa maneira, na forma pela qual uma pessoa ou um grupo de pessoas vivencia o mundo e, em consequência, se comporta e faz escolhas. É um conjunto de comportamentos, expresso geralmente sob a forma de padrões de consumo, rotinas, hábitos ou uma forma de vida adaptada ao dia a dia, ao qual todos estamos sujeitos e aos quais acabamos por nos ajustar, levando em conta nossas necessidades e gostos pessoais[1]. Sua determinação, entretanto, não foge às regras da formação e diferenciação das culturas, ao contrário, entra em consonância com elas, igualmente corroborando e adaptando-se ao meio ambiente e aos outros homens.

Todavia, apesar da enorme influência do ambiente em nossos comportamentos, isso não quer dizer que não possamos romper com um

---

[1] Disponível em: <http://pt.wikipedia.org/wiki/Estilo_de_vida>. Acesso em 22 de janeiro de 2016.

ciclo de costumes que se perpetua por toda uma vida e, muitas vezes, por gerações. Que não possamos adotar estilos de vida diferentes dos que vivemos hoje. Somos capazes de modificar nossos pensamentos e atitudes e de igualmente influenciar o ambiente no qual estamos inseridos. No que tange à saúde corporal, por exemplo, podemos abandonar um estilo de vida sedentário – ensinado por e vivido com os nossos familiares – e assumir gradativamente comportamentos que valorizem o movimento e reforcem hábitos fundamentais para a sua manutenção, como buscar nos alimentar com mais qualidade, evitar o consumo de bebidas alcoólicas, procurar descansar adequadamente, não fumar, entre muitos outros fatores.

O ímpeto para esta mudança decorre, sobretudo, da necessidade e do desejo de alcançar outra condição, que não se vive ou se desfruta hoje, da insatisfação com o presente ou da vontade de se ver em condição ainda melhor. Como vivemos em uma sociedade onde o desejo de consumo é permanentemente estimulado, para manter a economia global, devemos ter o especial cuidado em distinguir o que verdadeiramente necessitamos e desejamos daquilo que não passa de um mero estímulo ou impulso momentâneo.

1.3- MODIFICAÇÕES CORPORAIS

Conforme destacado por Xausa:
> [...] o posto de cada homem no cosmos não se faz de maneira genérica e abstrata, mas num mundo circundante que o acolhe e o aninha. E esta presença que se faz dentro de um aqui e agora possibilita uma troca manifestada em dar e receber para cada pessoa individual e aberta para o cosmos. Ao mesmo tempo, à medida do seu desenvolvimento físico, psíquico e espiritual, o homem vai tomando consciência de si e de estar num mundo concreto. (1986, p.19)

Para melhor compreendermos nossas necessidades e buscarmos entender realidades que vivenciamos no microcosmo de nossas vidas, faz-se necessário termos maior grau de consciência daquilo que acontece à nossa volta e que influencia-nos diariamente. Com este intuito, gostaria de chamar atenção para duas áreas fundamentais, pois abrangem os principais motivos pelos quais somos levados a criar problemas com o nosso corpo em nível individual. São estes os campos biológico e sociológico. Eles

17

estão interligados e influenciam-se mutuamente ao longo de nossas vidas, e até mesmo muito antes, ao longo da história de nossos antepassados.

Todos nascemos com características hereditárias que são resultado, em primeiro grau, do cruzamento dos genes de nossos pais. Todavia, nosso organismo veio sofrendo modificações durante milhares de anos, de forma a nos adaptar às condições adversas que nos eram impostas. Durante milênios, evoluímos gradualmente, basicamente em função de nossa necessidade instintiva de perpetuar nossa espécie. Nossos antepassados poucas alterações proporcionavam ao meio ambiente, retirando dele basicamente o que necessitavam para sua sobrevivência. Nos últimos séculos, entretanto, a humanidade passou por profundas transformações em um curto período de tempo. A descoberta e utilização dos metais, as Revoluções Agrícola e Industrial e, mais recentemente, a Tecnológica, resultaram em significativas mudanças em nossa forma de viver e de nos relacionar.

Nunca na história da humanidade tivemos tanta facilidade de acesso aos alimentos. Hoje, por meio da utilização de recursos tecnológicos e químicos, podemos obtê-los e estocá-los em grande quantidade, não sendo necessário um grande esforço físico para adquiri-los e consumi-los. Houve, também, uma mudança significativa na qualidade dos alimentos que ingerimos, elevando-se consideravelmente a quantidade de açúcar e gordura absorvidos pelo nosso organismo. Essa combinação de menor esforço, e consequente menor gasto energético para a obtenção do alimento, aliado ao aumento do consumo de açúcares e gorduras foi extremamente prejudicial à nossa saúde, e é a principal razão pela qual acumulamos gorduras.

Nosso corpo, portanto, por milhares de anos foi submetido a um estilo de vida no qual a dieta alimentar destacava-se pela escassez e necessidade de termos que cultivar ou caçar nosso próprio alimento. Como em poucos séculos essa situação mudou radicalmente, nosso organismo reagiu à tamanha oferta de alimentos e decréscimo de movimento corporal. Nosso coração, cérebro, pâncreas, fígado, ossos, músculos, sangue, entre outras partes do corpo, sofrem e adoecem com a quantidade e qualidade dos alimentos que ingerimos, bem como com nosso sedentarismo. Como consequência, observamos o aparecimento de inúmeras doenças como, por exemplo, diabetes, osteoporose, coronariopatias, hipertensão, entre outras que há alguns séculos eram pouco estudadas e consideradas, pois se sofria muito mais pelo acometimento de doenças infectocontagiosas, como gripe, varíola, tuberculose, cólera etc.

Somadas à facilidade de acesso aos alimentos, outras descobertas e invenções tecnológicas da espécie humana contribuíram de maneira contundente para que diminuíssemos, ainda mais, a quantidade de movimentos que estávamos acostumados a realizar e modificássemos, também, a forma de nos inter-relacionarmos. Essas descobertas foram decisivas para a mudança de nossos hábitos. O domínio e aproveitamento das diferentes formas de energia e invenções como o carro, televisão, computadores, aviões, internet, entre muitas outras, foram responsáveis por transformações socioculturais em todo planeta, que repercutiram diretamente em nossas vidas e, portanto, em nossos corpos.

Por trás dessas mudanças, aliaram-se, também, de maneira igualmente importante, as transformações socioeconômicas pelas quais passamos nos últimos séculos. O trabalho manual e braçal, que prevaleceu por muito tempo, foi drasticamente reduzido – por meio de invenções tecnológicas, que proporcionaram uma reorganização do trabalho na sociedade – e do surgimento de novas ocupações laborais. O número de trabalhadores do conhecimento, ou seja, aqueles que se destacam pela transmissão e utilização das informações que adquiriram ao longo dos anos, aumentou em quantidade e qualidade, levando a uma diminuição do esforço físico empregado durante a realização da atividade laboral.

A tensão e o estresse gerados pelo estilo de vida moderno, como, por exemplo, as pressões vivenciadas dentro dos ambientes de trabalho, resultam igualmente na produção de uma série de substâncias prejudiciais ao organismo. Alterações nos níveis hormonais produzidos por glândulas de nosso corpo levam a comportamentos depressivos, compulsão e ansiedade, estimulando pessoas a isolarem-se e a manterem-se inativas. Desse modo, muitos passam a comer mais do que o necessário, como forma de obtenção de prazer imediato ou, ao contrário, deixam de alimentar-se adequadamente. Muitos, por trabalharem o dia todo para garantir um salário melhor, chegam ao final do expediente laboral exaustos mental e fisicamente, empregando, quando necessário, suas últimas energias em tarefas familiares das quais não têm como fugir para, então, finalmente, desabar em algum canto da casa e dormir ou ficar hipnotizado em frente a uma televisão, com o controle remoto na mão.

Assim sendo, ao longo de milhares de anos vimos nosso corpo evoluir e se transformar sob a constante necessidade de estar em movimento e, portanto, sofrendo adaptações e ajustando-se a esta realidade. Contudo, agora, em um breve período de tempo, vemos nossos corpos se movimentando cada vez menos, assumindo outros comportamentos contraproducentes a um estilo de vida que englobe a prática física e, por consequência, modificando-se em função destes novos hábitos adquiridos.

1.4- EDUCAÇÃO CORPORAL

A educação formal e a informal que recebemos desde a infância – em ambientes como escola, lar, ruas, trabalho, igreja, entre outros – nos incentivam e contribuem decisivamente para que assumamos um modo de vida mais sedentário ou mais ativo. O estímulo à ingestão de alimentos e bebidas mais saudáveis e à prática de atividades físicas desde a mais tenra infância é fator crucial na facilitação da adoção de um estilo de vida mais saudável pelo indivíduo quando adulto.

A criança que se desenvolve em um ambiente com pouco estímulo e preocupação com esses aspectos sofre uma influência enorme da mídia, da indústria e das pessoas com as quais convive que, grande parte das vezes, reforçam o consumo exagerado de alimentos pouco nutritivos e a prática de hábitos nocivos à saúde, como o do fumo e o da ingestão acentuada de bebidas alcoólicas ou ricas em açúcares, como os refrigerantes. Esses comportamentos enraízam-se em sua vida de tal maneira que, para superá-los, torna-se necessário um esforço muito maior do que aquele empregado pelo indivíduo adulto que, quando criança, teve um estilo de vida mais saudável.

A falta de conhecimento e de estímulo desde a infância sobre os meios e as formas para a obtenção e manutenção da saúde e de uma consequente boa forma física são, também, em nosso meio social, alguns dos principais responsáveis pelo aumento do sedentarismo, da obesidade e de inúmeras doenças crônico-degenerativas, resultando em um decréscimo da qualidade de vida do indivíduo. Essa parcela da população, que cresce excluída de condições que favoreçam um olhar mais atento à sua própria saúde, enfrenta problemas ainda maiores, devido à dificuldade de reconhecer e priorizar a importância desta e de definir caminhos alternativos que propiciem uma melhora em seu bem-estar físico e mental, entre eles um que inclua a prática regular de exercícios físicos em suas vidas.

Estudos realizados com crianças de quatro a sete anos de idade demonstraram, por exemplo, que aquelas que possuíam pais fisicamente ativos eram quase seis vezes mais propensas a serem ativas do que aquelas que tinham pais sedentários. Já outras pesquisas demonstraram que famílias que apresentavam um dos pais obesos corriam cerca de 40% de risco de gerarem crianças obesas e que, quando ambos os genitores encontravam-se nesta condição, o risco dobrava para 80%. Contudo, se nenhum dos pais encontrava-se obeso, o risco caía para cerca de 10% (ABRAMSON, 2006, p.244).

Assim sendo, a combinação dessas condições sociais e dos fatores supracitados cria uma espécie de campo de força invisível, que angaria o surgimento do problema em nível individual e, por conseguinte, em um plano coletivo maior. Como consequência, tendemos a ficar aprisionados e frustrados em um ciclo vicioso que perpetua comportamentos e hábitos nocivos à saúde, apresentando diversos motivos para justificarmos a permanência em nossa inércia e sofrendo efeitos colaterais tão indesejáveis.

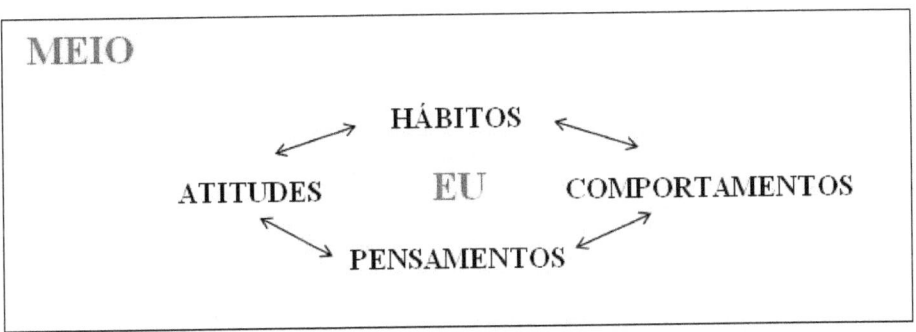

Nossos pensamentos traduzem-se ao mundo exterior em forma de atitudes, ou seja, na maneira como nos posicionamos perante as diferentes circunstâncias da vida. Nossas atitudes refletem nosso comportamento e, quando praticadas de forma constante, tornam-se um hábito. Nesse sentido, toda mudança de hábito demanda que surjam, por trás dessa, novos pensamentos, comportamentos e atitudes, no intuito de satisfazermos algo que nos é ausente, insuficiente ou inadequado.

Sair deste campo de força no qual a pessoa muitas vezes sente-se aprisionada não é nada fácil, tendo em vista que somos amplamente influenciados pelo meio no qual estamos inseridos e que modificá-lo nem sempre depende só de nós. Todavia, se faz necessário que, uma vez que identifique e se conscientize do problema que a aflige, a pessoa sinta real necessidade de modificar suas crenças e atitudes perante a situação na qual se encontra. É preciso que ela perceba e tenha plena consciência de que seus pensamentos, suas escolhas e as ações cotidianas que assume como hábitos de vida contribuem decisivamente para o que está acontecendo ou possa vir a acontecer de positivo ou negativo com sua saúde, e também com a das pessoas amadas com a qual convive.

Desse modo, o esforço que uma mudança comportamental enraizada requer, definitivamente torna-se hercúleo, necessitando de verdadeiros motivos que justifiquem toda energia que será empregada para implementá-lo. Outras perspectivas e formas de encarar e levar a vida, originados por novos pensamentos e atitudes, deverão ser vislumbrados e almejados exigindo, portanto, que repensemos a forma como lidamos conosco e com o mundo que nos cerca. Precisamos, assim, reconsiderar tudo aquilo que julgamos como mais importante para nossas vidas, revendo nossa própria essência e existência.

CAPÍTULO II: MENTE HUMANA

2.1- NATUREZA HUMANA

A maneira como enxergamos o mundo que nos cerca e a nós mesmos é construída ao longo de nossa história de vida, sendo resultado de nossas experiências e de como reagimos a essas experiências. Portanto, o que somos e como agimos – conosco e com outros – depende, sobretudo, da realidade na qual estamos inseridos e do ambiente cultural em que vivemos, pois todas as nossas respostas comportamentais dar-se-ão em função de nossas vivências. Conforme destacado por Capra (1997, p.291-292), "[...] a humanidade surgiu através do próprio processo de criar cultura, e necessita dessa cultura para a sua sobrevivência e ulterior evolução".

Contudo, como cada ser humano é singular e único, mesmo vivendo contextos educacionais ou situações semelhantes em suas vidas, encontramos respostas comportamentais distintas entre os mesmos. Se, por exemplo, vivemos em um contexto no qual predomine a violência e escassez de recursos, muitos tenderão a assumir uma postura igualmente agressiva e egoísta, visando a satisfazer suas necessidades mais básicas. Porém, encontraremos também aqueles que, mesmo neste ambiente hostil, apresentarão um comportamento pacífico e até mesmo solidário. Por outro lado, se vivemos em um ambiente no qual predomine a paz e a abundância de recursos, certamente muitos destinarão seu tempo e energia à realização de atividades que transcendam o mero atendimento de suas necessidades mais básicas.

Somos, portanto, frutos do ambiente e do contexto histórico no qual nos encontramos inseridos, sendo nossos comportamentos, gostos e preferências moldados através dos anos, conforme amadurecemos e consolidamos nossa personalidade. Refletir e entender a natureza humana significa, desse modo, termos que fundamentalmente levar em consideração não apenas suas dimensões físicas e psicológicas, mas também suas manifestações sociais e culturais (CAPRA, 1997, p.291). Assim como existem diversos tipos de flora e fauna, que evoluíram em função da localidade do planeta na qual se encontram, e tipos de solo e clima aos quais estão sujeitas, também encontraremos seres humanos com características distintas em função do país, cidade, família, localidade e pessoas com as quais convivem e interagem.

23

Apresentamos, portanto, diversas maneiras de manifestar nossa natureza. Muitas vezes, por exemplo, tendemos a nos fechar para o mundo, acreditando sermos capazes de resolver nossos conflitos de forma isolada e escolhendo não confiar mais em ninguém. Esse comportamento vem sendo reforçado ainda mais em nossa cultura capitalista, que enaltece o indivíduo, dando margem à cultura do ídolo e a consequente criação de super-heróis e celebridades – os quais, através da mídia, aparecem como os grandes salvadores da pátria ou como modelos de beleza e de sucesso a serem perseguidos na esfera política, econômica, esportiva, artística e em muitas outras.

Contudo, como a maioria de nós já deveria saber, a beleza é efêmera, super-heróis não existem e, felizmente, a natureza humana tende a não ser individualista, do contrário, creio que não seríamos capazes de sobreviver ao longo dos milhares de anos de nossa existência. Desde sempre vivemos em grupos, apoiando-nos uns nos outros, para a sobrevivência de nossa espécie. Aglomeramo-nos por diferentes razões, por variadas afinidades, de inúmeras formas e pelas causas mais nobres, e também, não há como negar, pelos motivos mais tenebrosos.

Ao observarmos a raça humana, entretanto, apesar de constatarmos que inúmeras injustiças ainda são cometidas, não podemos deixar de reconhecer que evoluímos na forma como lidamos com o nosso semelhante. Instituímos os direitos universais das crianças e dos idosos, criamos leis de convivência, que buscam coibir a violência e serem justas e imparciais, formamos grupos humanitários que se deslocam voluntariamente para regiões de conflito ou de calamidades, no intuito de amenizar a dor dos atingidos. Enfim, poderíamos citar inúmeras mobilizações ou situações que demonstram uma intenção legítima com o nosso próximo.

Os mais críticos – assumindo uma boa conotação para esse adjetivo – poderiam igualmente apresentar muitos exemplos de indiferença, injustiça e maldade. De fato, situações como essas são, muitas vezes, assustadoramente evidentes para nós, em função de sua grande exposição pela mídia e do sentimento de repulsa que nos proporcionam. Assim sendo, radicalizando um pouco mais, podemos nos questionar se, deveras, não estamos em estado de involução, rumo à destruição de nossa espécie, como muitas profecias catastróficas insistem em apregoar.

Nesse sentido, questiono: será que, se isso fosse uma verdade, já não teríamos realmente nos destruído? Com todo o poderio bélico que construímos, já poderíamos ter arrasado nosso planeta! Os mais céticos, em coro, rebaterão: mas o que estamos fazendo senão destruindo-o todos os dias, com nossas máquinas e fábricas poluidoras, com nossos testes militares que agridem o meio-ambiente e com nossa ganância que destrói o planeta? É verdade! Estamos ainda muito longe de atingir um estado de equilíbrio nas relações que estabelecemos com o nosso Planeta e com todos os seres viventes em sua superfície, e até mesmo com os nossos semelhantes. Por outro lado, vemos também milhares de pessoas que clamam por justiça e igualdade e que, através de suas palavras, comportamentos e atitudes, nos ajudam a crer em um futuro melhor.

Observamos que, paralelamente às inúmeras vantagens que nos proporcionaram, os avanços científicos, sociais, tecnológicos, dentre outros, trouxeram também novos problemas à tona – com os quais não sabemos lidar ou aos quais ainda não demos a devida importância. Todavia, é fundamental que acreditemos na extraordinária capacidade do ser humano de adaptar-se e superar as adversidades que lhe são impostas. É preciso ter esperança. Não quero dizer, com isso, que devemos ficar inertes esperando a solução de todos os problemas, mas, sim, volto a dizer, que devemos acreditar em nossa capacidade de superação e almejá-la constantemente. É imprescindível que tenhamos uma visão positiva do mundo e da natureza humana e, sendo assim, que possamos direcioná-la não somente para o nosso próprio bem, mas principalmente para o bem maior de toda humanidade. Se não acreditarmos nesta premissa, como poderemos nós mesmos superar as dificuldades com as quais nos defrontamos ao longo de nossas vidas? Como poderemos confiar nos outros, dos quais, sem sombra de dúvida, precisaremos de apoio algum dia? Como cuidaremos de nós mesmos, se descrentes de uma vida melhor?

Não vivemos isolados. Sofremos a influência dos comportamentos e atos de outras pessoas, quer desejemos ou não. Mesmo o eremita, que vive sozinho em sua montanha, é afetado pela mudança climática global, provocada pela emissão de gases poluentes das fábricas e carros de outras pessoas. Nesse sentido, precisamos, sem sombra de dúvidas, separar o joio do trigo, filtrar o que é bom do que é ruim, selecionar melhor tudo aquilo a que nos submeteremos, pois não podemos, infelizmente, confiar em tudo e em todos que nos cercam. Quantos supostos amigos existem em nossas vidas que, quando realmente precisamos, desaparecem? Profissionais que se importam tão somente com o dinheiro e se esquecem das reais preocupações de seus clientes ou pacientes? Leituras e vídeos que contribuem apenas para nos deixar angustiados...

Precisamos, portanto, sentir real necessidade de nos tornarmos seres humanos melhores, assumir uma postura mais positiva e otimista com o mundo e conosco. Para isso, mesmo correndo o risco de parecermos ingênuos, precisamos acreditar que o mundo pode, de fato, tornar-se um lugar melhor para viver. Acreditar que merecemos uma vida melhor e que existem pessoas boas e capacitadas que querem nos ajudar. Precisamos permitir tanto ser ajudados quanto ajudar aos outros. Do contrário, tenderemos a nos isolar ou a achar que todas as pessoas que nos cercam não são dignas de nossa confiança, assumindo uma postura pessimista, que certamente refletirá na forma como enxergamos e lidamos com o nosso corpo. Muito provavelmente, resultando em pensamentos e sentimentos negativos que acarretarão em comportamentos contraproducentes à promoção e à manutenção da saúde de nosso organismo.

Assim sendo, como poderemos cuidar de nós mesmos, incluindo a prática regular de exercícios físicos em nossa rotina, se assumimos, frequentemente, uma postura depreciativa? Rever nossas próprias crenças e conceitos existenciais torna-se, portanto, muitas vezes imprescindível para que nos tornemos sujeitos ativos e para que a prática física transfigure-se, verdadeiramente, em um momento que faça sentido em nossas vidas. Dessa forma, à medida que a prática física ocorrer imbuída de maior consciência, ela se auto justificará, pela vivência de sentimentos e atendimento de necessidades que nos são fundamentais e, conforme destacado por Berge (1976, p.11), tornar-se-á, então, "[...] a expressão da procura de uma harmonia total, de uma nova maneira de viver o corpo sem o separar do espírito.".

2.2- SENTIMENTOS, NECESSIDADES E DESEJOS

Somos todos movidos por nossos sentidos: visão, audição, tato, paladar e olfato. Os sentidos, por sua vez, geram sentimentos, respostas emocionais que variam da indiferença à positividade (atração) ou negatividade (repulsão). Essas respostas podem ser dadas de maneira intempestiva ou, ao contrário, ser frutos de um processo de reflexão e tomada de decisão. Ao sentirmos, portanto, surge a necessidade e o desejo de correspondermos aos próprios sentimentos, por meio de ações que os saciem ou suprimam. Por exemplo: se sentimos fome, surge a necessidade de nos alimentarmos; se sentimos medo, surge o desejo de fugir ou de nos esconder; se nos sentimos sozinhos, surge a necessidade de buscar

26

companhia ou outra forma de conforto. Desse modo, tanto a necessidade quanto o desejo são consequências, frutos de um ou mais sentimentos que vivenciamos.

Contudo, podemos desejar o que verdadeiramente necessitamos, mas também o que não necessitamos, pois o desejo pode ser fruto de algo externo a nós e que nos influencia. O desejo pode ocorrer, por exemplo, quando resolvemos emagrecer ou modificar nossos corpos no intuito de parecer com outras pessoas, para atender às expectativas externas e/ou para alcançar as demandas sociais pela eterna beleza e juventude – mesmo estando saudáveis e sem nenhum problema aparente. Ou quando chegamos a casa, abrimos a geladeira e nos deparamos com uma sobremesa inesperada que nosso cônjuge preparou e, por força de um desejo momentâneo, acabamos por comê-la, mesmo estando sem fome. Ou ainda quando compramos algo de que não precisamos ou pagamos mais caro por um produto que poderia ser substituído por outro de igual serventia, porém, de menor valor aquisitivo.

O desejo, portanto, muitas vezes tem como ponto de partida um estímulo externo, que gera em cada um de nós um enorme anseio, movendo-nos em sua direção e levando-nos a sua realização ou obtenção, para que, enfim, seja satisfeito. Porém, na medida em que esse estímulo se fizer menos presente ou ausente, tenderemos igualmente a sentir menos desejo por ele.

A necessidade, contudo, é mais do que um mero desejo. É resultado de um sentir que independe da presença de estímulos exteriores para se fazer presente, manifestando-se como uma espécie de "voz interior" que nos move em direção àquilo que consideramos fundamental para nossas vidas. Abraham Maslow[2], em seus estudos sobre comportamento humano, constatou que todos temos necessidades que precisam ser correspondidas e que vão desde o atendimento de questões mais básicas ou primárias (fisiológicas, segurança e sociais) até a realização de necessidades mais elevadas ou secundárias (estima e auto realização). Essa hierarquia de necessidades pode ser visualizada conforme a pirâmide abaixo:

---

[2] Citado por LOPES, 2005, p.37-38.

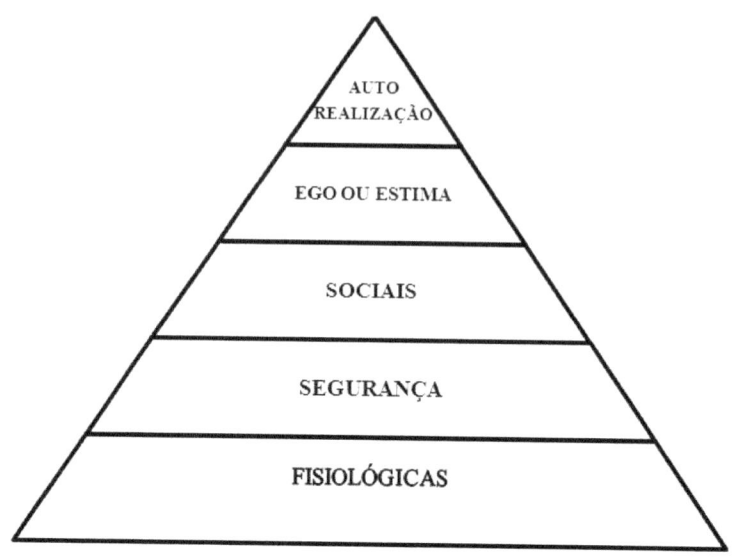

AUTO REALIZAÇÃO

EGO OU ESTIMA

SOCIAIS

SEGURANÇA

FISIOLÓGICAS

As necessidades fisiológicas, embora constituam o nível mais baixo da pirâmide, possuem fundamental importância, pois representam os instintos mais básicos dos seres humanos, como fome, sede, sono, desejo sexual, entre outros, e estão relacionadas com a sobrevivência do indivíduo e a preservação da espécie. Quando sentimos fome e sede, por exemplo, todo nosso movimento será, a priori, empenhado em obter alimentos e água, para suprir estas carências básicas. Contudo, se sentimos sono, nosso organismo fará com que reduzamos a quantidade de movimentos realizados, até que possamos de fato dormir e restaurar nossas energias. Desse modo, quando todas as necessidades humanas estão insatisfeitas, são as fisiológicas que tendem a predominar sobre as demais e todo comportamento é direcionado para o alívio das tensões que estas geram nos organismos.

Uma vez que as necessidades fisiológicas tenham sido razoavelmente satisfeitas, as necessidades de segurança se destacam, como meio de busca de proteção contra ameaça ou privação. Isso ocorre, por exemplo, quando, por meio do movimento, buscamos nos abrigar em locais menos hostis ou realizar o trabalho do qual provem nosso sustento (salário). Também ocorre quando buscamos aprender a nos defender das situações de perigo, pelo aprendizado de algum método de defesa pessoal ou, ainda, quando vivenciando situações de risco, agimos de forma a nos proteger ou nos livrar do mal que nos aflige.

Contudo, quando as necessidades fisiológicas e de segurança estão razoavelmente satisfeitas, destacam-se no comportamento humano as necessidades sociais. Suas principais implicações passam pela necessidade de associação, de aceitação, de amizade, de afeto e de amor. Em nossa sociedade, a frustração ou a insatisfação mediante a necessidade de afeto é responsável por grande parte dos desajustamentos e psicopatologias graves. Nesse sentido, a prática de atividades físicas coletivas, como jogos desportivos, brincadeiras, ginástica, entre muitas outras, destaca-se como importante ferramenta para promoção do atendimento a essas necessidades, pois, se bem orientada, permite vivenciarmos diferentes formas de sentimentos positivos, estreitando os laços entre todos os envolvidos.

Já as necessidades de estima estão relacionadas à maneira pela qual o indivíduo se vê e se avalia. Envolvem sentimentos como desejo de força, reputação e prestígio. Sua satisfação conduz a um aumento da autoconfiança e da capacidade de ser útil e necessário para os outros. Sua frustração, entretanto, pode produzir sentimentos de inferioridade, fraqueza, dependência, levando a reações de desânimo ou a atividades compensatórias. Estão relacionadas, portanto, à imagem corporal que a pessoa tem de si própria e a como se vê inserida socialmente.

Finalmente, no topo da pirâmide encontram-se as necessidades de auto realização, que representam todo potencial do ser humano e sua capacidade de autodesenvolvimento contínuo. São nossas aspirações mais elevadas e consistem na busca pela plenitude, ou seja, na busca por nossa habilidade de vir a ser melhor do que somos e do que desejamos realmente ser.

Assim, de acordo com essa teoria, quando nossas necessidades mais básicas não são devidamente atendidas, tendemos a nelas nos concentrar, até que atinjam um patamar razoável, que adeque-se a nossas expectativas e permita que nos direcionemos a outras mais elevadas. Contudo, estudos posteriores, como os realizados por Clayton Alderfer[3] e Viktor Frankl (2015), sugerem que necessidades múltiplas podem estar operando, ao mesmo tempo, como motivadores no indivíduo. Ou seja, mesmo em condições de privação física e emocional poderíamos direcionar nossos esforços rumo ao atendimento de necessidades mais elevadas, voltadas para nossa auto realização e autoestima.

---

[3] Citado por LOPES, 2005, p.38.

No que tange ao movimento humano, faz tempo que o mesmo vem perdendo o significado e espaço que outrora lhe foi designado. Cada vez menos necessitamos nos movimentar, para realizar nossas inúmeras atividades diárias, sejam elas laborais, voltadas para o lazer ou para outras esferas da vida. Desse modo, ao longo da história da humanidade o comprometimento com a atividade física vem deixando de ser uma questão crucial, uma necessidade básica para nossa sobrevivência, e vem sendo, paulatinamente, suprimida ou substituída por hábitos que se caracterizam pela necessidade de pouco movimentar-se.

Todavia, conforme já discutido anteriormente, esta diminuição da quantidade de movimentos realizados vem implicando em consequências corporais danosas ao nosso organismo. Sabemos, hoje, que um corpo pouco ativo muito provavelmente tornar-se-á um corpo mais fragilizado, senão adoecido, em um futuro não muito distante. Desse modo, parece-nos imprescindível buscar novos significados para a realização da prática corporal, já que muito dificilmente precisaremos novamente sair por aí correndo atrás de caça ou fugindo de animais ferozes, como faziam nossos ancestrais. É preciso redirecionar nossos esforços, prioritariamente, rumo ao atendimento de necessidades mais elevadas, voltadas para auto realização e autoestima, e que estejam em consonância com os nossos ideais de vida, com o que desejamos para nós, para os outros e para o Mundo, e que resultem em uma melhora de nossa saúde integral.

Entretanto, a combinação de nossa complexa mente com uma quantidade gigantesca de informações e situações as quais somos submetidos atualmente, aliada à falta de orientação educacional e à exposição permanente a valores e comportamentos deturpados, vêm resultando em um sentimento de desorientação e estresse coletivo, onde necessidades múltiplas e desejos variados se fazem presentes, e a sua não-satisfação gera um sentimento de frustração. Consequentes reações de desânimo, fúria e angústia, não obstante, resultam em neuroses e distúrbios psicológicos ou, ainda, na realização de atividades compensatórias como, por exemplo, a prática do consumo desenfreado e a realização de viagens apenas para fugir da realidade cotidiana, entre outras.

Nesse contexto, o cuidado com nosso corpo vem sendo constantemente negligenciado e sofrendo sérias distorções, na medida em que os objetivos almejados e os meios para atingi-los extrapolam o que é considerado saudável. Desse modo, se por um lado observamos que grande parte da população não pratica nenhum tipo de exercício físico e alimenta-se de maneira inadequada, por outro constatamos, também, que existem pessoas que se submetem a sucessivas cirurgias plásticas, dietas exuberantes, bem como a longas e exaustivas rotinas de ginástica, utilizando-se não raramente de recursos externos, como os anabolizantes, no intuito único de obter resultados mais rápidos e consistentes, independente dos efeitos colaterais que seus corpos poderão vir a sofrer.

Portanto, cabe a cada um de nós fazer o melhor possível, para buscar identificar nossas principais necessidades, definindo a quais desejamos prioritariamente atender, refletindo sobre seus reais significados, suas origens e sua consonância com os valores morais que possuímos. Somente desse modo conseguiremos imprimir relevante sentido as nossas ações, possibilitando-nos encontrar a energia necessária para que sejam de fato realizadas e, mais do que isso, para que nos proporcionem um sentimento de satisfação e auto realização.

2.3- HÁBITOS E MUDANÇAS COMPORTAMENTAIS

Um comportamento, por mais que algumas vezes nisso desejemos acreditar, não aparece e nem desaparece simplesmente. Ele é resultado de uma complexa interação entre nós e o mundo que nos circunda. A forma como assimilamos as informações e exteriorizamos nossos sentimentos por meio de nossos comportamentos e atitudes depende, sobretudo, da maneira como cada um de nós interpreta suas experiências passadas e responde, conscientemente ou inconscientemente, a elas nas atuais circunstâncias da vida.

Se quisermos compreender os motivos que nos levam a agir e reagir constantemente de determinada maneira, criando um hábito, precisamos refletir sobre nossas crenças e sentimentos, para que possamos, então, buscar modificar e adequar nossa resposta emocional ao problema ou situação que estamos vivenciando. Todavia, modificar um hábito enraizado, conforme já mencionado, mesmo que indesejado, quase sempre se converte em uma tarefa extremamente árdua. Essa mudança pode ser comparada, por exemplo, com a viagem de um foguete. No início desprende-se a maior parte da energia, para a decolagem e rompimento da atmosfera terrestre, assim como no imenso esforço que precisamos empregar para modificar o hábito enraizado. Entretanto, ultrapassado este primeiro momento, a ausência de gravidade permite uma viagem mais fácil e menos dispendiosa, assim como a sensação motivadora obtida pela liberdade advinda do rompimento do hábito indesejado.

Assim sendo, conforme destacado por Duhigg (2012, p.37), os hábitos podem ser ignorados, alterados ou substituídos. Contudo, quando surgem, o cérebro para de participar efetivamente do processo de tomada de decisões. Ele para de fazer tanto esforço, ou desvia o foco para outras tarefas e, a não ser que lutemos deliberadamente contra ele e encontremos novas rotinas, o padrão irá se repetir automaticamente.

Portanto, a alteração de um hábito não se concretiza da noite para o dia. É preciso tempo e disciplina, para substituir hábitos antigos por novos padrões de comportamento. É preciso que modifiquemos os níveis de pensamento nos quais nos encontramos, de forma que estes resultem em novas atitudes, que estejam em consonância com o que verdadeiramente desejamos.

Nesse sentido, Abramson, professor de Psicologia da Universidade do Estado da Califórnia, destaca que toda mudança é um processo que evolui com o tempo, à medida que passa por estágios previsíveis. Ele aponta cinco estágios pelos quais evoluímos e argumenta que podemos, por exemplo, aumentar o nível de atividades que realizamos, identificando o estágio no qual nos encontramos e dando pequenos passos em direção ao próximo estágio. São esses:

a) Pré-contemplativo: nesse estágio, não temos nenhum plano para nos tornarmos mais ativos em um futuro próximo. Talvez, até pensemos em fazer algum exercício em um futuro mais distante, porém, no momento, não temos plano de nos exercitar;

b) Contemplativo: nesse estágio, pensamos seriamente em nos tornar mais ativos. Planejamos fazer mudanças nos meses seguintes, porém às vezes continuamos a pensar no assunto durante um ano ou mais, sem efetivamente iniciar alguma atividade. Tornamo-nos ambivalentes. Conhecemos as vantagens do exercício e achamos que deveríamos ser mais ativos, mas também estamos conscientes dos custos pessoais e dos possíveis desapontamentos, de modo que hesitamos em começar;

c) Preparatório: neste estágio damos alguns passos incertos em direção às metas de atividade, sem definirmos, contudo, um padrão constante. Esse estágio caracteriza-se por tentativas intermitentes de adotarmos o comportamento em foco;

d) Ação: nesse estágio tentamos sistematicamente alcançar nosso objetivo. É o estágio que exige maior esforço e onde precisamos recorrer a uma diversidade de métodos para sustentarmos o comportamento com certa persistência;

e) Manutenção: após o objetivo ter sido sistematicamente alcançado durante seis meses, entramos nesse estágio. Ele exige menor esforço, porém requer vigilância, para que não tenhamos recaídas que nos façam retroceder aos estágios anteriores. Em geral, são necessários cinco anos nesse estágio para que se conclua, com firmeza, que não ocorrerão recaídas.

Desse modo, podemos constatar o quanto uma mudança comportamental requer persistência e esforço, para que de fato transponhamos etapas. Nesse sentido, Duhigg (2012, p.116) destaca a importância de alguns hábitos primordiais que assumimos, denominando-os como *hábitos angulares*, pois funcionam como poderosas alavancas moldadoras de nossa rotina, influenciando o modo como trabalhamos, comemos, nos divertimos, vivemos, gastamos e nos comunicamos, dando início a um processo que, ao longo do tempo, transforma tudo. Ressalta ainda que, apesar de os motivos ainda não serem bem compreendidos, a prática física funciona como exemplo de um poderoso hábito angular, pois pessoas que a praticam regularmente, mesmo com uma frequência baixa, como uma vez por semana, tendem a modificar outros padrões de comportamento como, por exemplo, se alimentar melhor, aumentar a produtividade no trabalho, fumar menos, demonstrar mais paciência com colegas e familiares e se estressar menos. Dessa forma, os hábitos angulares proporcionam pequenas vitórias, que ajudam outros hábitos a prosperar, criando novas estruturas e estabelecendo culturas onde a mudança se torna contagiosa.

Dentro desse processo de mudança pelo qual passamos, a energia para que novos pensamentos e atitudes ocorram deve vir, primordialmente, de nossa motivação, ou seja, de nosso desejo, da necessidade de modificar nossa vida, estabelecendo e assumindo novos hábitos. A verdadeira motivação deve, portanto, estar centrada no atendimento de questões internas ao indivíduo. Devemos nos questionar e refletir sobre os motivos e sentimentos envolvidos – que nos impulsionam a desejar mudar hábitos enraizados, contraproducentes ao que verdadeiramente desejamos. O meio como lidaremos com essas questões e as respostas que apresentaremos dependem, sobretudo, da inteligibilidade desenvolvida ao longo de nossas vidas.

2.4- INTELIGÊNCIA(S) HUMANA

Todo ser humano nasce com potenciais de aprendizagem diferentes uns dos outros e que se manifestam em maior ou menor grau de pessoa para pessoa. Estes potenciais variam mesmo no próprio indivíduo, dependendo da área na qual se manifestam e das competências que abrangem. Podemos encontrar pessoas que aprendem com muita facilidade e são brilhantes em determinadas áreas de atuação, entretanto, em outras se comportam com desempenho fraco ou mediano.

O potencial biológico inerente a cada ser humano, ou seja, os fatores genéticos que predispõem o indivíduo a apresentar facilidade na aquisição de conhecimento em determinadas áreas ou a solucionar problemas mais rapidamente do que outros, ainda não está bem esclarecido. Todavia, mesmo um talento natural precisa ser praticado com frequência, a fim de que possa efetivamente ser aprimorado, pois, do contrário, seu potencial ficará latente e não se desenvolverá. Dessa forma, "[...] a inteligência, ou inteligências, são sempre uma interação entre as inclinações biológicas e as oportunidades de aprendizagem que existem numa cultura."[4].

Assim sendo, primeiro, de uma maneira mais instintiva, aprendemos comportamentos básicos, como chorar, sugar, reconhecer nossos parentes, movimentar nossos corpos, mexendo braços, pernas e aprendendo a sentar, engatinhar, andar e muitas outras coisas. Não contamos, a princípio, com uma estrutura cerebral que nos permita selecionar e refletir o que estamos vivenciando e aprendendo. Somos, portanto, totalmente dependentes de outros, quando chegamos ao mundo. Todo cuidado que recebemos, bem como todos os estímulos que propiciam nosso desenvolvimento, partem, sobretudo, do outro e do meio no qual estamos inseridos.

A quantidade e qualidade dos alimentos que ingerimos, as horas que são dedicadas à aprendizagem do movimento corporal e à construção de relacionamentos afetivos dependem, sobretudo, da iniciativa de outros. Quanto mais estímulos de qualidade a criança receber nesta fase, respeitando-se seus potenciais neuromotores, melhor será o

---

[4] Kornhaber; Krechevsky; Gardner, 1990. Citados por GARDNER 1995, p.189.

34

desenvolvimento de seu corpo, pois toda sua estrutura corporal será beneficiada pela presença desses estímulos.

Dessa forma, os objetivos que os pais estabelecem para seus filhos também entram em ação em épocas muito iniciais: o pai que, por exemplo, deseja que seu filho seja um médico ou uma pessoa instruída, irá comportar-se de maneira muito diferente daquele que deseja um filho atleta ou musicista. "Os tipos de inteligências favorecidos e os modelos de inteligências fornecidos, irão diferir desde a tenra idade, e é altamente improvável que estas diferenças não tenham nenhum efeito sobre a criança."[5].

Todavia, conforme o ser humano se desenvolve e passa a ter maior consciência e controle sobre seu corpo e suas ações, começa também, paulatinamente, a decidir sobre aquilo que considera mais adequado e interessante para si próprio. Seu amadurecimento biológico ocorrerá na medida em que estabelecer um número crescente de interações com o ambiente em que vive, sendo, portanto, diretamente influenciado por esse. A habilidade que permitirá que decida quais relações estabelecerá consigo e com o ambiente no qual está inserido molda-se, portanto, com o passar dos anos e ajusta-se de maneira a atender expectativas pessoais (internas) e sociais (externas).

Assim sendo, a maneira como cada um de nós utiliza os próprios potenciais, apreendendo todos os tipos de informações e conhecimento que nos chegam, repetindo-os, reinventando-os ou mesmo vislumbrando novas possibilidades, e que fazem com que consigamos lidar com as situações e adversidades que se configuram em nossas vidas, encontrando soluções e alternativas para os problemas com os quais nos deparamos, caracterizam nossa inteligência corporal. Além disso, "[...] mesmo nos casos em que o indivíduo parece estar trabalhando principalmente sozinho, ele está na verdade valendo-se de lições e habilidades adquiridas num ambiente distribuído, as quais, com o passar do tempo, tornaram-se internalizadas e automáticas"[6].

Desse modo, fica claro que não devemos considerar alguém inteligente apenas por possuir grande quantidade de conhecimento em determinada área. Na verdade, teorias mais recentes, como a proposta pelo

---

[5] Cole & Cole, 1989; Roggoff & Lave, 1984; Vygotsky, 1978. Citados por GARDNER, 1995, p.188.
[6] Vygotsky, 1978. Citado por GARDNER, 1995, p.191.

psicólogo Howard Gardner, têm sugerido a existência de múltiplas inteligências, dividindo-as em sete grandes grupos (GAMA, 1998)[7]:

Inteligência linguística – Os componentes centrais desta inteligência envolvem uma sensibilidade para os sons, ritmos e significados das palavras, além de uma especial percepção das diferentes funções da linguagem. É a habilidade de comunicação para convencer, agradar, estimular ou transmitir ideias. É exibida na sua maior intensidade pelos poetas, escritores e oradores. Em crianças, esta habilidade se manifesta através da capacidade para contar histórias originais ou para relatar, com precisão, experiências vividas. No âmbito da prática corporal, principalmente nas atividades de caráter coletivo, saber comunicar-se é fundamental para o bom entrosamento dos membros do time. Ao posicionarmos nossas ideias e objetivos de forma clara e concisa, e nossos sentimentos de maneira empática, estabelecemos conexões importantes, para que sejamos bem sucedidos nas atividades que nos propomos realizar;

Inteligência musical – Esta inteligência se manifesta através de uma habilidade para apreciar, compor ou reproduzir uma peça musical. Inclui discriminação de sons, capacidade para perceber temas musicais, sensibilidade para ritmos, texturas e timbre. A criança pequena com competência musical especial percebe, desde cedo, diferentes sons no seu ambiente e, frequentemente, canta para si mesma. A habilidade para percebermos e apreciarmos sons nas suas mais diversas possibilidades, desde o canto dos pássaros, das ondas do mar, dos ventos, até as músicas elaboradas por grandes artistas, permitem-nos vivenciar sentimentos inerentes apenas à espécie humana. A quanto mais estímulos sonoros de qualidade tivermos acesso, melhor será nossa habilidade para distinguir aqueles que de fato contribuem para nosso bem-estar. Dessa forma, mesmo que não sejamos exímios musicistas, poderemos utilizar desta inteligência para, por exemplo, nos divertir em um momento de lazer, confortar nosso espírito em um momento de angústia ou, ainda, para nos motivarmos durante a prática de atividades físicas;

Inteligência lógico matemática – Os componentes centrais desta inteligência são descritos por Gardner como uma sensibilidade para padrões, ordem e sistematização. É a habilidade para explorar relações,

---

[7] Disponível em: <http://www.psicopedagogia.com.br/artigos/artigo.asp?entrID=18>. Acesso em: 22 de janeiro de 2016.

categorias e padrões, através da manipulação de objetos ou símbolos. É a habilidade para lidar com séries de raciocínios, para reconhecer problemas e resolvê-los. É a inteligência característica de matemáticos e cientistas. Gardner, porém, explica que, embora o talento científico e o talento matemático possam estar presentes num mesmo indivíduo, os motivos que movem as ações dos cientistas e dos matemáticos não são os mesmos. Enquanto os matemáticos desejam criar um mundo abstrato consistente, os cientistas pretendem explicar a natureza. A criança com especial aptidão nesta inteligência demonstra facilidade para contar e fazer cálculos matemáticos e para criar notações práticas de seu raciocínio. No indivíduo talentoso, o processo de resolução do problema geralmente é surpreendentemente rápido. De fato, a solução de um problema pode ser construída antes mesmo de ser articulada. Dentro do universo da prática corporal esta habilidade ajuda-nos, perante possíveis situações-problema, a elaborar respostas que visem a solucioná-las da maneira mais eficaz possível;

Inteligência espacial – Gardner descreve a inteligência espacial como a capacidade para perceber o mundo visual e espacial de forma precisa. É a habilidade para manipular formas ou objetos mentalmente e, a partir das percepções iniciais, criar tensão, equilíbrio e composição, numa representação visual ou espacial. É a inteligência dos artistas plásticos, dos engenheiros e dos arquitetos. Em crianças pequenas, o potencial especial nessa inteligência é percebido através da habilidade para quebra-cabeças e outros jogos espaciais e pela atenção a detalhes visuais. Na prática corporal destaca-se, por exemplo, pela competência para posicionar-se dentro do campo ou quadra, para projetar um passe correto, para realizar uma ultrapassagem arriscada, para calcular a duração e trajetória correta de um salto, entre outras situações;

Inteligência cinestésica – Esta inteligência se refere à habilidade para resolver problemas ou criar produtos através do uso de parte ou de todo o corpo. É a habilidade para usar a coordenação grossa ou fina em esportes, artes cênicas ou plásticas, no controle dos movimentos do corpo e na manipulação de objetos com destreza. A criança especialmente dotada na inteligência cinestésica se move com graça e expressão a partir de estímulos musicais ou verbais, demonstra uma grande habilidade atlética ou uma coordenação fina apurada. O desenvolvimento e aprimoramento desta inteligência claramente é a que mais se associa ao objetivo deste livro, que consiste em ajudar o leitor a assumir um estilo de vida ativo. Contudo, ter uma ótima inteligência cinestésica não significa, necessariamente, que assumiremos um estilo de vida que inclua a prática regular de atividades físicas e, muito menos, que seja realizada de maneira consciente. Mas, sim, que possuímos os requisitos biológicos para nos destacarmos no cumprimento de um ou mais comportamentos motores;

Inteligência interpessoal – Esta inteligência pode ser descrita como uma habilidade para entender e responder adequadamente a humores, temperamentos motivações e desejos de outras pessoas. Ela é mais bem apreciada na observação de psicoterapeutas, professores, políticos e vendedores bem sucedidos. Na sua forma mais primitiva, a inteligência interpessoal se manifesta em crianças pequenas como a habilidade para distinguir pessoas e, na sua forma mais avançada, como a habilidade para perceber intenções e desejos de outras pessoas e para reagir apropriadamente a partir dessa percepção. Crianças especialmente dotadas demonstram muito cedo uma habilidade para liderar outras crianças, uma vez que são extremamente sensíveis às necessidades e sentimentos de outros. No contexto da prática corporal esta habilidade destaca-se por nos permitir estabelecer relações saudáveis, oferecendo-nos o embasamento necessário para que possamos compreender e respeitar pontos de vistas diversos. Permite-nos construir uma rede de relacionamentos que propicie a proliferação de um ambiente que seja favorável ao estilo de vida ativo que desejamos assumir;

Inteligência intrapessoal – Esta inteligência é o correlativo interno da inteligência interpessoal, isto é, é a habilidade para ter acesso aos próprios sentimentos, sonhos e ideias, para discriminá-los e lançar mão deles na solução de problemas pessoais. É o reconhecimento de habilidades, necessidades, desejos e inteligências próprias. É a capacidade para formular uma imagem precisa de si e a habilidade para usar essa imagem para funcionar de forma efetiva. Permite compreender a nós mesmos e trabalhar conosco, tornando-se cada vez mais importante na medida em que não se esteja permanentemente envolvido na luta pela sobrevivência. Como esta inteligência é a mais pessoal de todas, ela só é observável através dos sistemas simbólicos das outras inteligências: "[...] ela corporifica a interação das inteligências" (GARDNER, 2007, p.28) permitindo-nos tornar conscientes nossas ações. No universo da prática física, possibilita-nos avaliar e identificar quais modalidades apreciamos,

38

locais que preferimos frequentar, pessoas com as quais gostaríamos de nos relacionar, intensidade de esforços aos quais nos submeteremos, entre outros comportamentos importantes para que alcancemos nossos objetivos.

Gardner destaca ainda que, apesar dessas inteligências serem relativamente independentes e de terem seus limites genéticos próprios e substratos neurológicos específicos, raramente atuam isoladamente. Ao contrário, na grande maioria das vezes, combinam-se e organizam-se no sentido de obterem ou fornecerem as respostas que julgamos ser as mais adequadas para o contexto na qual ocorrem.

Assim sendo, não por acaso diversos autores apresentam outras formas de inteligência, que derivam ou resultam destas, e suas possíveis combinações. Goleman, por exemplo, apresenta-nos a inteligência emocional. Fruto de uma combinação entre as habilidades intrapessoal e interpessoal ela se destaca pelo melhor conhecimento e entendimento dos sentimentos que vivenciamos, e atua em conjunto com a razão. Segundo Goleman (1995, p.22), esses dois modos fundamentalmente diferentes de conhecimento (sentimento e razão) interagem na construção de nossa vida mental. Ele ressalta que a mente racional é o modo de compreensão do qual tipicamente temos consciência, mais atencioso, capaz de ponderar e refletir. Já a mente emocional é mais impulsiva e poderosa, não raramente ilógica e avassaladora, entra em cena ofuscando nosso lado racional.

Outras formas de inteligência como, por exemplo, social e espiritual, são igualmente apresentadas e discutidas por autores que refutam a existência de uma única inteligência que possa ser mensurada de maneira a quantificar todo potencial de um indivíduo como propunham, inicialmente, os testes de QI (coeficiente intelectual). Nesse sentido, estudos mais recentes, que se propõem a avaliar nossa inteligência, têm apresentado como alternativa, além da quantificação, a qualificação do tipo de inteligência na qual nos destacamos ou que necessitamos aprimorar.

Assim sendo, o entendimento de que exista apenas uma única inteligência corporal parece cada vez ceder mais espaço para a compreensão de que, na verdade, múltiplas inteligências manifestam-se em nosso corpo, a fim de refletirem todo nosso potencial. Contudo, acredito que seja exatamente sobre este prisma, ou seja, de uma maneira mais abrangente, que devamos entender o significado do termo inteligência corporal. Ou seja, como uma expressão que englobe nossas mais diversas inteligências, suas interações e influências recíprocas, bem como as formas como as utilizaremos no processo de construção de nossa identidade e de resolução de problemas com os quais todos nós nos depararemos ao longo de nossas vidas.

2.5- INTELIGÊNCIA CORPORAL

Abramson, em seu livro intitulado *Inteligência Corporal* (2006), destaca a existência desta inteligência, apresentando-a basicamente como um conjunto de comportamentos, hábitos e atitudes que exercem três papéis:

a) Examinar sua imagem corporal: consiste em desenvolver uma imagem realista de seu corpo, porém não punitiva, que ajude a definir metas e manter a motivação;

b) Comer de modo inteligente: baseia-se em saber o porquê de você desejar comer e só usar o alimento para satisfazer a esse objetivo particular;

c) Usar o corpo de maneira inteligente: consiste em sentir-se bem com a realização de uma quantidade razoável de esforço físico.

Abramson ressalta ainda que, embora esteja claro que a constituição genética exerça influência sobre nossos corpos, a quantidade maior de variação do peso corporal, por exemplo, deve-se, de longe, à influência ambiental. Ressalta que, por meio do aprimoramento da inteligência corporal, podemos efetuar mudanças significativas em nosso ambiente, de forma a favorecer a oferta de alimentos mais nutritivos e de oportunizar que sejamos mais ativos. Dessa forma, Abramson atribui ao indivíduo grande poder de influência sobre o meio em que vive, podendo ele próprio deixar de ser apenas sujeito do contexto no qual se encontra inserido, para tornar-se alguém capaz de modificá-lo, buscando uma situação que facilite o alcance dos objetivos pretendidos.

Todavia, a relação que estabelecemos com o nosso corpo e as respostas que ele apresenta dependem, sobretudo, do estágio no qual se encontram as inteligências requeridas e a habilidade com a qual iremos utilizá-las. Nesse sentido, Gardner (1995, p.201), destaca que a "capacidade dos indivíduos de adquirirem e desenvolverem conhecimentos em um domínio cultural, e de aplicá-los intencionalmente

40

para um objetivo, também tem a ver com as competências mentais e com as oportunidades proporcionadas pela sociedade para aproveitar essas competências". Desse modo, aqueles que ao longo de sua vida tiveram poucas oportunidades de exercitá-las e aprimorá-las, seja em função de condições externas que não as favoreceram ou por opção própria de não privilegiá-las, certamente enfrentarão maiores dificuldades em iniciar ou retomar, por exemplo, comportamentos e atitudes que contribuam para adoção de um estilo de vida mais ativo. Poderão, ainda, adotá-los de maneira pouco reflexiva e pouco consciente e, portanto, estarão limitados, sujeitos a frequentes interrupções e vulneráveis a que outras necessidades, que se farão presentes, as sobrepujem em grau de importância.

Cuidar e manter a saúde de nosso corpo de maneira consciente e autônoma requer, portanto, mais do que a mera habilidade para executar movimentos corporais com precisão e eficácia, nos enxergarmos de maneira positiva e restringirmos a quantidade de alimentos calóricos que ingerimos ao longo do dia. Esses são apenas comportamentos desejados, resultantes de um processo maior que envolve a construção de nossa inteligência corporal. Muito antes disso, conforme já mencionado anteriormente, é preciso que se faça presente um conjunto de características desenvolvidas, preferencialmente, desde a mais tenra idade e que abrange aspectos emocionais, cognitivos e motores, que constituem nossa inteligência corporal. Isso determinará a maneira como iremos agir e reagir, nos mais diferentes contextos de nossas vidas, a fim de conseguir determinar e buscar tudo aquilo que realmente almejamos e, mais do que isso, será decisivo para nos tornarmos resilientes, ou seja, capazes de superar todas as adversidades com as quais nos depararemos no transcorrer de nossa vida, encontrando alternativas e respostas, e transformando fases de dificuldade e sofrimento em períodos de aprendizagem e auto superação.

Assim sendo, a promoção permanente da inteligência corporal apresenta-se como o melhor caminho para buscamos desenvolver nossa saúde integral por meio de novos pensamentos, comportamentos, atitudes e hábitos que nos possibilitem estabelecer uma relação de equilíbrio e harmonia – não apenas conosco, mas também com os outros e com o Planeta no qual vivemos. Sua premissa básica consiste, portanto, em nos enxergarmos como parte integrante de um todo maior, buscando direcionar nossos esforços de mudança não apenas para nosso próprio benefício, mas também de todo ambiente que nos circunda, almejando uma relação harmoniosa e equilibrada.

Dentro de um conceito mais abrangente, devemos, portanto, entender a *inteligência corporal como um conjunto de comportamentos que compreendem a forma como enxergamos e lidamos com nosso corpo e interagimos com o mundo que nos rodeia.* Logo, ela não é inata, mas sim aprendida. De fato, todos nascemos com uma bagagem genética impressa no nosso código de DNA, em cada célula de nosso organismo, e que nos dota, além de nossas características físicas, com potenciais de aprendizagem. Não sabemos, contudo, como prever, determinar ou mensurar o tamanho desta potencialidade, até onde poderemos desenvolvê-la ou os campos nos quais obteremos destaque. Elas serão descobertas e desenvolvidas ao longo das diferentes etapas de nossa vida, em função dos estímulos que receberemos do meio no qual estamos inseridos. As informações que receberemos e as experiências de vida que teremos ao longo de nosso crescimento consistem, dessa maneira, no principal estímulo ao desenvolvimento de nossa inteligência corporal.

Desse modo, um grande atleta, musicista, médico, escritor ou artista, só surgirá e se manifestará, verdadeiramente, se tiver a oportunidade de exercitar o talento ou dom que lhe é inato. Do contrário, esta habilidade permanecerá em estado latente. Teria, por exemplo, Pelé se tornado o rei do futebol se tivesse nascido em um país onde o futebol é muito pouco praticado? Ou Senna se tornado um grande piloto, se durante quase toda sua infância não tivesse vivenciado o automobilismo amador? Não temos as respostas para essas perguntas, porém não há dúvidas que eles só se tornaram os gênios que foram em virtude do potencial genético que lhes era inerente e pela possibilidade de vivenciarem repetidamente a habilidade na qual se destacaram.

Assim sendo, a genética, apesar de relevante, não é o único e fundamental fator para o desenvolvimento de nossa inteligência corporal, mas sim a própria experimentação e a forma como respondemos a essa no contexto de nossas vidas. Até onde sabemos, nascemos desprovidos de conhecimento e com uma capacidade mínima de movimentação, que apenas nos permite realizar reflexos instintivos. Assim, enquanto criança dependemos, sobretudo, dos estímulos escolhidos e oferecidos por nossos pais e outras pessoas próximas. É somente por meio da interação com o "mundo" que desenvolveremos novas habilidades e assimilaremos, gradativamente, inúmeros códigos que possibilitarão nos comunicar de maneira mais consciente e autônoma como, por exemplo, por meio do aprendizado da fala e de gestos corporais.

Dessa forma, a quantidade e qualidade de estímulos que recebemos ao longo da vida tornam-se fundamentais para o desenvolvimento de nosso corpo. Somos o que somos em função de nossa história de vida. A maneira como fomos educados, as oportunidades que tivemos durante nosso crescimento, a forma como aprendemos a ver e entender o mundo que nos rodeia – ou seja, a cultura na qual estamos inseridos – tornam-se as principais modeladoras de nossos comportamentos. Porém, devido à grande variedade e complexidade de comportamentos que envolvem a cultura, e ao fato de que cada um de nós sermos seres únicos, sem igual em todo Planeta, nos comportamos e nos desenvolvemos por caminhos não coincidentes. De fato, mesmo gêmeos monozigóticos, que possuem código de DNA idêntico, desenvolvem-se de maneiras diferentes, apresentando pensamentos, gostos e desempenhos corporais distintos.

Em um mundo onde a quantidade de estímulos torna-se cada dia maior, onde a informação circula com uma velocidade jamais apreciada na história da humanidade e onde um número significativo de estímulos apresenta-se com qualidade cada vez mais duvidosa, torna-se imprescindível aprendermos a filtrar e identificar aqueles que são de fato relevantes para o nosso aprimoramento como seres humanos. Aqueles que realmente contribuirão para o desenvolvimento de nosso intelecto, por fornecerem importantes informações e propiciarem contextos de vivências significativas dentro das quatro grandes dimensões (física, mental, social e espiritual) que compreendem e motivam a nossa existência.

Dessa forma, no que tange à prática física corpórea, devemos concentrar nossos esforços para que, o quanto antes, possamos passar informações para as nossas crianças e estimular nelas comportamentos que aumentem a quantidade e a qualidade dos movimentos que realizem, respeitando sempre seus limites biológicos e psicológicos. Devemos buscar aprimorar e utilizar nossa inteligência corporal de maneira que consigamos conferir real significância ao movimento realizado, encontrando em sua prática um legítimo momento onde podemos desfrutar de sentimentos que nos elevem e que contribuam para que nos sintamos efetivamente melhores conosco, com os outros, com a vida como um todo. Tarefa essa nada fácil, conforme veremos adiante.

CAPÍTULO III: COMPORTAMENTO HUMANO

3.1- DILEMAS E TRAUMAS

Não é nada difícil encontrarmos pessoas que estão bem acima do seu peso e que continuam comendo e bebendo de forma exagerada. Pessoas que estão sedentárias e que sentem, mesmo de maneira subjetiva, o seu nível de condicionamento cardiovascular e muscular cada vez mais reduzido. Indivíduos que vivem para o trabalho abnegando dos cuidados que devem dedicar aos seus corpos. Idosos que, ao se aposentarem, assumem estilos de vida sedentários e jovens mais preocupados em se divertir e em obter prazer imediato do que cuidarem de sua própria saúde. Todos têm em comum o fato de adotarem estilos de vida prejudiciais à sua saúde e de permanecerem inertes a essa situação. Sendo assim, por que permanecem nesse quadro, se estão prejudicando a si próprios e aumentando drasticamente a chance de desenvolverem inúmeras doenças e, por consequência, de diminuírem sua expectativa e qualidade de vida?

Muitos vivem um dilema, alegando que gostariam de se comportar de um modo diferente, de um modo mais saudável, parando de fumar, beber e trabalhar tanto, e dedicando algum tempo de seu dia à prática de atividade física ou de hábitos mais saudáveis. Por outro lado, apresentam, igualmente, inúmeros motivos para não iniciar e levar adiante esta mudança. De fato, a maioria da população, somente quando começa a sentir na pele a gravidade da situação em que vive, passa a ter alguma consciência da armadilha que de fato armou para si. Quantas pessoas ao longo de sua vida não colocam o trabalho em primeiro plano, abrindo mão de momentos dedicados ao cuidado do corpo. Trabalham horas a fio todos os dias, e não percebem ou não dão a relevância necessária às mudanças que acontecem em seu corpo e em seu comportamento.

Certa vez tive um aluno que me procurou após anos de inatividade física, muito acima do peso e recém-saído de um infarto. Ele passara anos de sua vida preocupado em melhorar sua posição dentro da empresa e em ascender financeiramente. Já com quase cinquenta anos, havia construído um patrimônio considerável, porém sua saúde física ultrapassara um ponto limite que quase o levou a óbito. Durante todos os anos que se passaram, seu grande objetivo fora acumular patrimônio financeiro para, assim, segundo sua concepção, garantir sua segurança e a de sua família. Somente após o episódio do infarto, quando quase morreu e viu-se definitivamente separado de sua família, conscientizou-se da importância de procurar dedicar algum tempo de sua vida ao cuidado de sua própria saúde passando a caminhar diariamente.

Outro aluno que tive também precisou passar por uma experiência traumática, para perceber o quanto estava fora de forma física. Certa vez, passando férias em uma região de lagoas, acreditou que conseguiria nadar por uma determinada distância facilmente. Qual não foi a sua surpresa ao perceber que, embora soubesse nadar, a distância que julgava ser pequena agigantou-se, somente com um esforço quase sobre-humano conseguiu chegar do outro lado da margem e ficar de pé. Ao sair da água, precisou de uns bons minutos a fim de recuperar o fôlego. Foi o limite para conscientizar-se o quanto estava fora de forma física e para perceber como necessitava voltar a praticar exercícios físicos.

Todavia, nem sempre é preciso passar por experiências traumáticas a fim de atingir um estado de conscientização quanto ao estado físico no qual nos encontramos. É claro que, quando desejamos averiguar com mais profundidade o nosso nível de condicionamento cardiovascular ou a quantidade de gordura corporal, tornam-se necessárias avaliações mais apuradas, com profissionais especializados. Entretanto, uma parcela considerável de pessoas percebe quando se encontra acima do seu peso ideal ou quando o seu nível de condicionamento cardiovascular está muito abaixo do considerado normal. Afinal de contas, isso não é muito difícil de perceber. Basta um olhar um pouco mais autocrítico. Uma olhadinha no espelho, uma roupa que passa a não caber mais, uma breve corrida ou subida de escadas que nos deixa esbaforido, enfim, não é difícil percebermos quando estamos fora de forma física. Porém, ao utilizarmos nosso bom senso para nos autoavaliarmos, podemos cometer erros, uma vez que esse muda de pessoa para pessoa, não seguindo uma padronização e sofrendo a influência de parâmetros pessoais do que representa beleza ou saúde, bem como a interferência de possíveis patologias e distúrbios psicológicos, entre outros fatores.

3.2- INFLUENCIADORES DO COMPORTAMENTO

Como já discutimos, o modo como nos comportamos depende, sobretudo, do meio no qual nos encontramos, de nossas experiências de vida e de como nos adaptamos e reagimos a esses estímulos. Nesse sentido, o comportamento de nossos familiares apresenta-se como um dos mais fortes influenciadores de parâmetros pessoais. Em famílias cujos hábitos inadequados são repetidos e perpetuados, apesar de gerarem consequências indesejáveis, muitas vezes esses se enraízam, passando a serem considerados normais. Uma família, por exemplo, com o hábito de jantar pizza com refrigerante rotineiramente, passa a considerar normal a ausência de outros alimentos mais nutritivos na mesa. Com o tempo, a tendência natural é que todos ganhem peso, tornando-se uma família de obesos. Os pais funcionam como espelhos para a aprendizagem dos filhos.

A influência da mídia é outro deturpador do bom senso. Pessoas inspiram-se nos corpos de atletas, modelos e artistas, que muitas vezes são alcançados à custa de muito treinamento, dieta rigorosa ou mesmo por meio de cirurgias plásticas. Passam a desejar o corpo "malhado" ou "seco" de um determinado artista ou modelo, colocando a obtenção de resultados estéticos à frente da saúde. Esquecem-se que muitos desses corpos são moldados através da administração de esteroides anabolizantes e de outros produtos, tornando-se, portanto, referências irreais para aqueles que desejam moldar o corpo por meio de um estilo de vida saudável. O estabelecimento de fatores ou parâmetros para o que representa estar em boa forma física torna-se, nesse sentido, imprescindível, a fim de delimitarmos fronteiras entre o que é saudável e o que é exagero de nossa parte. Para este fim, inúmeros estudos têm se preocupado em estabelecer medidas, faixas ou índices que nos possibilitam avaliar como estamos fisicamente.

A identificação e conscientização da origem dos problemas que nos influenciam, imobilizando-nos e mantendo-nos presos a hábitos que contribuem para uma vida pouco saudável, tornam-se, portanto, cruciais para efetivarmos mudanças em nosso estilo de vida. Sem essa reflexão, não atuaremos no cerne da questão, apenas tentaremos atenuar o que, na verdade, é consequência de um conflito maior. Muitas vezes, questões de ordem biológica e psicológica, como doenças (anorexia e bulimia, por exemplo), conflitos familiares mal resolvidos, traumas de infância, dificuldades para relacionar-se, superproteção por parte dos pais, perda de um ente querido, entre outros, são a origem de problemas que se refletem no comportamento com o próprio corpo. Esses problemas precisam ser enfrentados e trabalhados, se de fato quisermos aprimorar a relação com nosso corpo.

Faz algum tempo, tive uma aluna que veio conversar comigo, pois seu filho, que tinha então treze anos, pesava cerca de cento e vinte quilos e já apresentava níveis elevados de colesterol e de pressão arterial.

Desesperada, pediu minha orientação para ajudar o filho a emagrecer, pois esse também já não tinha mais ânimo para sair, com vergonha de si próprio, e até mesmo de cuidar de sua higiene corporal, ficando, por isso, dias sem tomar banho.

Ao iniciar o trabalho com ele, toda vez que chegava a sua casa e tocava a campainha podia ouvir os gritos de desespero pela minha chegada. Lembro-me de um dia em que estava chovendo muito e ele ficou gritando, por vários minutos, como era possível que eu tivesse aparecido. Quase sempre, quando eu chegava, precisava esperar pelo menos trinta minutos, apenas para que ele se arrumasse e fosse ao banheiro.

Apesar de tudo, minha maior dificuldade em ajudá-lo não estava no comportamento dele, mas sim no de seus pais. Como era o único filho, a mãe – que já perdera outro filho e ainda sentia a ausência do marido, cuja vida girava em torno do trabalho – agarrava-se a esse filho, encontrando nele seu amparo afetivo. Já o pai, no intuito de amenizar a sua ausência física, satisfazia todas as vontades do rapaz. Como resultado, ele apresentava um comportamento imaturo e inseguro.

Depois de três anos, entre altos e baixos ele conseguiu pesar cerca de oitenta e cinco quilos, melhorando sua higiene pessoal e até iniciando um namoro. Seu comportamento para o exercício melhorou significativamente, já não precisava mais esperar tanto e não ouvia mais gritos de desespero com a minha chegada. Porém o principal permanecera: a mãe e o pai continuavam com o mesmo comportamento em relação ao filho, sendo a recíproca verdadeira.

Conversei com os pais por inúmeras vezes, a fim de que tentassem modificar esse comportamento e que buscassem, inclusive, ajuda psicológica. Tentei, de muitas formas, despertar meu aluno para a necessidade de amadurecer e procurar entender como o comportamento de seus pais estava influenciando o dele próprio. Com isso pretendia que ele tentasse romper com aquela relação de dependência emocional que o deixava inerte e impossibilitava-o de assumir as consequências de suas escolhas.

Depois de quase quatro anos de trabalho, o rapaz passou a desmarcar constantemente as nossas sessões de treinamento e interrompeu, também, as sessões de tratamento com o psicólogo. Abalado emocionalmente pelo término de um relacionamento e vivendo a fase de provas de vestibular, alegou que precisava de mais tempo para estudar. Como dentro de sua casa as guloseimas continuavam a entrar com frequência – pois os pais, apesar das tentativas de alterarem os hábitos alimentares do filho, sucumbiam às chantagens dele e também não modificavam os seus próprios comportamentos – em nosso último encontro ele já pesava novamente quase cem quilos.

Outro caso interessante que vivenciei foi o de uma aluna, já por volta dos cinquenta e tantos anos, que me procurou para realizar aulas particulares de ginástica e hidroginástica. Ela estava bem acima do seu peso normal e também hipertensa, em função do acúmulo de gordura corporal. Depois de alguns meses de aula e de poucos resultados, ficamos mais próximos e ela então começou a me contar um pouco de sua vida. Disse-me que, após anos de casamento, vivia infeliz com o marido. Sentia-se extremamente triste e angustiada, porque após toda uma vida juntos ele a tratava de forma desrespeitosa, saindo com outras mulheres, dormindo fora de casa e agredindo-a verbalmente. Essa situação se arrastava por anos, sem que ele ou ela tomasse alguma atitude concreta para resolvê-la, porque enquanto para ele a situação era conveniente, para ela não era possível romper, pois ainda nutria sentimentos por ele e esperança de que mudasse, e assim preservaria sua família unida. Como principal efeito colateral de sua angústia, passou a comer de forma descontrolada, especialmente alimentos ricos em açúcares, que proporcionavam maior prazer imediato.

Durante nossas aulas, procurei aconselhá-la a buscar ajuda psicológica, para resolver esse conflito com seu marido. Todavia, percebia que ela tinha certo receio em buscar orientação, em função do que poderia ouvir, pois para ela só havia duas alternativas: ou ele romperia e iria definitivamente embora ou ela permaneceria aguardando e carregando aquela cruz por toda sua vida, preservando sua família na esperança de que ele mudasse. Agindo assim, em ambos os casos ela jogou para o outro a responsabilidade de modificar o quadro que tanto a abalava, perpetuando um ambiente pouco propício para o estabelecimento de um equilíbrio emocional que, infelizmente, já perdurava por muitos anos de sua vida e afetava toda sua rotina.

Já em outra oportunidade, tive a chance de conversar com um médico por volta dos seus sessenta anos, cujos hábitos não eram os mais saudáveis. Além de fumar com frequência bastante elevada, alimentava-se de forma desregrada e não praticava nenhum tipo de exercício físico. Dedicava-se a seu trabalho de maneira quase que sacerdotal, porém, fora desse, uma de suas práticas preferidas era a de deitar no sofá e ficar horas vendo televisão. Seu grau de conhecimento e de consciência a respeito dos malefícios a que seu estilo de vida o submetia era enorme. Apesar de reconhecer todos os benefícios que colheria se modificasse seu comportamento, e inclusive recomendar, para outros, hábitos diferentes dos seus, justificava suas escolhas em função do prazer imediato obtido pelos seus gestos. Alegava que comer, dormir, fumar e ficar vendo televisão proporcionavam um prazer do qual não estava disposto a abrir mão, mesmo sabendo que não eram os mais saudáveis, mesmo sabendo que colheria muitas outras vantagens se alterasse seu estilo de vida, como a possibilidade de experimentar outras formas de prazer, que até o presente momento não vinha se permitindo.

Nesse sentido, Cobra (2007, p.40-41) destaca que, ao iniciarmos o movimento com o corpo, trabalhamos antes de tudo nosso lado emocional, sendo necessária muita disciplina, força de vontade e controle sobre nossas próprias emoções para, por exemplo, calçarmos os tênis e arranjarmos um tempo. Para colocarmos o corpo em movimento, faz-se necessário, portanto, um grande exercício emocional e questões mal resolvidas nesta área podem dificultar seriamente a transição do saber para o fazer.

Desse modo, fica claro que, independentemente de todo o conhecimento formal ou informal que possamos adquirir, precisamos tomar uma postura definida frente a ele, a fim de que se realize (SEGAL, 2004, p.83). Todo conhecimento e informação aos quais tivermos acesso não serão de fato aproveitados, se não forem colocados em prática. Nesse caso, serão apenas pensamentos, ideias geradas pela nossa mente e cujo não atendimento resultará em frustação, entre outras consequências emocionais. Para que essas possibilidades processadas por nosso cérebro deixem de ser meros desejos, e tornem-se realmente atitudes concretas, faz-se imprescindível, portanto, a existência de uma ou mais forças de ação que nos impulsionem nessa direção, superando as forças de inércia que nos travam. Não basta apenas termos ciência daquilo que desejamos e queremos para nós próprios, pois, as vezes, mesmo desejando muito alguma coisa, ainda assim não conseguimos encontrar a força necessária para realizá-la.

Apesar de o processo de escolha ser de fundamental importância na determinação do rumo que daremos para nossas ações, somente mediante a presença de uma força de ação poderosa encontraremos a energia necessária para que, de fato, essas ações se concretizem. Todavia, como múltiplos desejos e necessidades se fazem presentes em nossas vidas, além de superar as forças de inércia, as forças de ação concorrem, também, umas com as outras, afetando-se mutuamente e interferindo em nosso desejar e realizar. Nesse caso, quanto maior for uma força de ação, maior será também sua prevalência sobre as demais, podendo, inclusive, chegar ao ponto de anulá-las ou de fazer com que retornem ao estado latente de mero desejo.

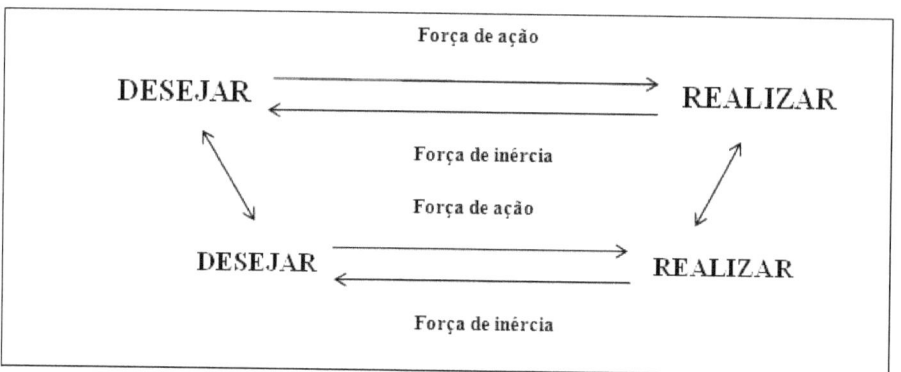

Todos os dias de nossa vida defrontamo-nos com diversos estímulos que se afetam mutuamente, concorrendo uns com os outros em graus de importância e significância, estabelecendo quais estímulos consideramos prioritários e buscando a energia e força necessárias para caminharmos rumo a seu atendimento e satisfação. Nesse sentido, quanto mais aprimorada for nossa inteligência corporal, maior também será nossa habilidade em determinar e executar o que de fato nos proporciona um sentimento maior de realização e plenitude.

As diferentes experiências que passamos ao longo de nossas vidas, sejam positivas ou negativas, sejam em nossa família, na escola, no trabalho, com os amigos ou em muitas outras possíveis esferas sociais, como vimos, são as principais responsáveis pelo desenvolvimento de nossa inteligência corporal. Elas são responsáveis por um impacto inconsciente e silencioso em nossas mentes, ajudando a formar nossos quadros de referência e funcionando como uma espécie de lente, por meio da qual enxergamos e atuamos na realidade (COVEY, 2005). Desse modo, quanto mais nos conscientizarmos de como e quanto somos influenciados por essas vivências, maior responsabilidade tenderemos a assumir por nossas ações, repensando-as, reorganizando-as, reinventando-as e estabelecendo novas alternativas de pensar e agir.

Precisamos, portanto, refletir nossas crenças e valores em diferentes circunstâncias, se quisermos de fato modificar nossos hábitos. Precisamos pesquisar origens, causas e analisar suas consequências em nossa vida. Essa intenção, por si só, já não é uma tarefa fácil, pois demanda, em uma primeira instância, que rompamos com nosso conformismo em aceitar como a mais interessante ou, no mínimo, como a mais cômoda, a situação que estamos vivendo. No caso do médico, relatado acima, por exemplo, ele preferiu acomodar-se em suas escolhas, pelo fato de lhe serem mais prazerosas momentaneamente, perpetuando, dessa forma, hábitos nocivos a sua saúde.

Por outro lado, diferente do médico supracitado, muitos afirmam que, ao refletirem sobre seus próprios hábitos, perceberem que gostariam que esses fossem diferentes do que são na realidade. Isso acontece em diferentes esferas de nossas vidas e nas mais diversas classes sociais. E, quer desejemos ou não, influencia nosso comportamento corporal e pode repercutir de maneira negativa em nossa saúde física e mental. Um hábito indesejado, que se encontre enraizado, demanda iniciativa e predisposição a realizar sacrifícios pessoais e, algumas vezes, exige até sacrifício de outros, a fim de que possamos modificá-lo ou suprimi-lo. Para isto, é preciso que estejamos verdadeiramente motivados, pois, do contrário, facilmente interromperemos o processo de investigação e conscientização sobre as causas dos hábitos indesejados e da necessidade de implementação de novos hábitos corporais.

Infelizmente, muitos levam a vida com baixo nível de reflexão quanto ao comportamento e hábitos corporais que perpetuam. O grau de instrução e o fato de se estar atrelado ao atendimento de necessidades mais básicas parecem reforçar ainda mais essa postura. Fatores extrínsecos, como a ausência de políticas e locais públicos que estimulem a prática regular de exercícios físicos ou, pior do que isso, o enfrentamento de condições precárias de habitação, saneamento, alimentação, abastecimento de água potável, educação, remuneração, entre outras necessidades básicas, criam, indubitavelmente, obstáculos à obtenção de uma boa saúde e o redirecionamento do indivíduo a busca pelo atendimento de suas necessidades primárias.

Como pedir a alguém, por exemplo, que cuide de sua saúde praticando exercícios físicos, se este se encontra desempregado ou recebendo um salário que nem mesmo permite sustentar sua família com o mínimo de dignidade? A priori, conforme apontado por Gardner (1995, p.201), todas as sociedades deveriam estimular o desenvolvimento dos indivíduos através das oportunidades que lhes proporcionam, das instituições que sustentam e dos sistemas de valores que promovem. Contudo, no país em que vivemos, percebemos que a maioria das pessoas

51

ainda vive em ambientes extremamente hostis e carentes, cuja perspectiva de melhora de qualidade de vida ainda é um sonho muito distante.

Portanto, o meio no qual estamos inseridos apresenta-se como fator fundamental de interferência em nossas necessidades e escolhas, direcionando-as e tornando-as possíveis de serem alcançadas ou, ao contrário, dificultando-as ou impossibilitando sua real concretização. Quando o ambiente no qual estamos inseridos não apresenta as condições favoráveis para o surgimento de uma motivação mais elevada, ou seja, voltada para nosso desenvolvimento pessoal, tenderemos a nos concentrar no atendimento às necessidades primárias que se fazem mais urgentes.

Desse modo, o ambiente no qual vivemos apresenta-se como fator crucial para o surgimento e desenvolvimento das motivações em cada um de nós e, por essa razão, não pode ser desconsiderado. Um ambiente desfavorável deve ser evitado ou trabalhado de maneira a facilitar e até privilegiar o atendimento de nossas aspirações. Contudo, mais do que querer nos isolar do problema ou modificar o mundo que nos cerca precisamos, antes de tudo, avaliar também a maneira como interpretamos e respondemos às circunstâncias da vida, pois grande parte das preocupações e problemas que vivemos em nosso cotidiano originam-se na maneira como lidamos e como respondemos a essas questões.

Abramson (2006, p.92) lembra-nos que a origem da emoção não é externa, mas sim interna e que a maneira como pensamos a respeito de eventos desagradáveis é que vai determinar o tipo e o grau de reação emocional que teremos. Ressalta ainda que é o pensamento negativo que gera emoções negativas e não o evento em si e que, quando novos pensamentos mais racionais passarem a prevalecer, essas emoções tenderão a diminuir.

Todavia, como vimos, nossos pensamentos e crenças são resultado de nossas experiências e aprendizados, arraigando-se de tal maneira em nosso inconsciente que modificá-los ou substituí-los por novos pensamentos e atos que nos favoreçam torna-se muitas vezes um processo longo, doloroso e difícil de ser efetivamente concretizado. Não substituímos pensamentos e emoções irracionais que nos prejudicam, por outras racionais que nos favoreçam, simplesmente tomando consciência de nossa própria irracionalidade e desejando outros comportamentos. É preciso tempo e reflexão sobre nossos próprios sentimentos e atos, e que desejemos verdadeiramente modificar o quadro no qual nos encontramos para, assim, gradualmente, vislumbrarmos outras possibilidades e direções que poderemos seguir. Assumirmos novas premissas que nos coloquem no prumo daquilo que realmente desejamos e que contribuam para nossa plenitude.

Precisamos, portanto, efetivamente travar uma verdadeira batalha interior, a fim de desenvolvermos novos modelos mentais, que resultem em atitudes que provoquem as mudanças necessárias para cuidarmos mais de nossa saúde integral. Pois, de outro modo, apenas atuando na superfície do problema, sem refletirmos sobre os reais motivos que nos conduzem a determinados comportamentos e atitudes, conseguiremos no máximo algumas modificações comportamentais de caráter artificial e facilmente susceptíveis à desistência.

No que tange à prática física corpórea, por exemplo, mais do que simplesmente centrarmos nossos esforços na diminuição ou aumento do peso na balança, devemos, sobretudo, tentar entender os motivos pessoais que nos levam a perpetuar hábitos nocivos à saúde, como sedentarismo e alimentação inadequada. Solucionarmos os conflitos emocionais que nos travam ou nos impelem a comportamentos contrários aos que realmente desejamos. Vencermos medos e inseguranças, superarmos carências e preconceitos, acreditarmos em nosso potencial, sermos positivos e buscarmos apoio durante nossa empreitada. Criarmos uma base sólida que sustente nossas novas convicções e o estabelecimento de novos paradigmas. Para tanto, precisamos acreditar que tal mudança seja verdadeiramente importante para nós e para aqueles que nos amam. Que somos merecedores desse cuidado conferindo real significância e sentido às nossas ações para, então, assumirmos nova postura e estilo de vida.

3.3- ESTABELECENDO PRIORIDADES

Antes de iniciarmos a prática de exercícios físicos precisamos, portanto, ter bem claro o significado que está por trás da busca da grande mudança que representa adotar um estilo de vida mais ativo. Caso não tenhamos bem claros os motivos que nos impulsionam no sentido de atender a essa necessidade, ou mesmo que eles não sejam muito convincentes, tudo será um pretexto para desistência e rompimento com o processo de mudança, pois inúmeras causas podem ser igualmente alegadas como motivos para o adiamento ou interrupção de sua prática regular.

Na maioria das vezes, esses motivos de fato interferem drasticamente em nosso cotidiano, apresentando-se como forças de ação concorrentes poderosas. A falta de dinheiro, a necessidade de tomar conta dos filhos, de estudar, de trabalhar, a ausência ou distância de locais apropriados para o treinamento, as condições precárias de vida, enfim, há inúmeros motivos, que são justificados pelas causas mais variadas.

Portanto, o estabelecimento de prioridades ocorre em um contexto onde múltiplos desejos e necessidades se fazem presentes, com suas respectivas forças de ação. Quanto maior for a força de ação de uma necessidade, menor esforço precisaremos empreender para torná-la prioridade. Por outro lado, quanto menor for sua força de ação, mais empenho e energia serão necessários para que esta supere outras forças que se fazem presentes e torne-se de fato uma atitude concreta em nossas vidas.

Desse modo, quando, por exemplo, dizemos que não temos tempo para praticar atividades físicas, o que está verdadeiramente por trás disso? Será que é realmente a falta de tempo ou acreditarmos que neste determinado momento de nossa vida outras forças de ação concorrentes, como trabalhar e estudar, são tão importantes que devemos dedicar quase toda nossa energia a essas empreitadas? De fato, milhares de pessoas trabalham de dia e estudam de noite, restando-lhes tão pouco tempo que acabam direcionando forças para outras prioridades que, quase sempre, não abrangem a prática de atividades físicas. Outras buscam ser aprovadas em concursos públicos e, para isso, não fazem outra coisa senão dedicar-se aos estudos. Se, por ventura, permitem-se um momento de prática corporal, sentem-se como se estivessem desperdiçando seu tempo de estudo e energia que poderiam ser direcionados para aquele fim. Pais e mães muitas vezes deixam de praticar exercícios físicos, porque sentem como se estivessem deixando de lado seus filhos e agindo de forma egocêntrica, pensando somente em si próprios. Dessa forma, muitas mães justificam sua inatividade física por conta dos filhos ou do excesso de tarefas domésticas a que se submetem, ainda mais quando têm que estudar e trabalhar para auxiliar no sustento do lar.

Assim sendo, em todos os casos que justificamos nossa inatividade física, o fazemos porque, ao utilizarmos nossa inteligência corporal, sobrepujamos em grau de importância outra condição que apresenta força de ação mais poderosa. E, como já vimos, o que não faltam são situações, motivos para continuarmos não priorizando a inclusão da prática física em nossas vidas. O que fazer, então? Sugiro que de maneira consciente busquemos utilizar nossa inteligibilidade corporal no intuito de delinearmos possibilidades, caminhos a serem percorridos, que tenham como foco principal o aprimoramento e manutenção de nossa saúde integral (física, mental, social e espiritual), vislumbrando a prática física como uma *condição fundamental* para o alcance desse objetivo e, por consequência, de outros.

Do contrário, ou seja, não crendo que a prática de exercícios seja algo imprescindível para nossa vida, muito dificilmente atribuiremos a ela a prioridade necessária para que faça parte de nossa rotina. Estabelecendo verdadeiramente a nossa saúde e qualidade de vida como uma condição primordial a ser alcançada todos os dias, independente do estado no qual nos encontramos, nossos comportamentos e atitudes diárias para conosco e para com outros passarão a ser analisadas sob essa ótica e, muito provavelmente, perceberemos que sem a prática regular de atividades físicas dificilmente conseguiremos alcançar esse objetivo.

Assim, de acordo com esse entendimento, como pode, por exemplo, um pai e uma mãe desejarem o melhor para a saúde de seus filhos, se não conseguem cuidar das suas próprias? Não são exatamente os seus exemplos a melhor forma de ensinar os seus filhos? Apresentando motivos para nosso comportamento inativo, estaremos ensinando-lhes a fazer o mesmo. Desse modo, ao invés de pensarmos que estamos ficando menos tempo com nossos filhos, devemos modificar nosso olhar e enxergar que, cuidando de nós mesmos, estaremos ensinando a fazerem o mesmo. Se não for possível deixá-los com alguém, podemos inclusive levá-los junto, para que assistam e aprendam com o nosso comportamento ou, melhor ainda, que participem simultaneamente das atividades como, por exemplo, caminhando, realizando passeios ciclísticos, entre muitas outras possibilidades.

Já quando o trabalho e o estudo tornam-se prioridades, será que ainda assim não somos capazes de encontrar um pequeno espaço do dia, ou até da noite, para praticar exercícios físicos? Nem ao menos trinta minutos? Certamente, se conseguirmos, colheremos enormes benefícios, que nos ajudarão no cumprimento dessas tarefas com maior eficácia como, por exemplo, pelo aumento da disposição e por um controle maior do estresse, resultante da maior produção dos hormônios que proporcionam sensação de bem-estar.

Precisamos, portanto, internalizar desde já que nossa saúde integral é o fator de equilíbrio que permite o estabelecimento e o alcance de outras prioridades e objetivos sem que ocorram efeitos colaterais indesejáveis. Para isto, precisamos, muitas vezes, estar dispostos a ceder em algumas circunstâncias da vida, a fim de privilegiarmos nossa saúde. Do contrário, mais adiante corremos sério risco de pagarmos caro por nossas escolhas inadequadas. Se realmente não temos tempo, precisamos refletir se tudo o que fazemos é realmente mais importante do que nossa saúde. Se trabalhar muito e ganhar dinheiro tem sido nossa prioridade, qual o preço que essa decisão representa em nossa vida? Vale realmente a pena abrir mão da própria saúde em prol do sucesso profissional e financeiro? Será que não somos capazes de nos organizar a fim de que tudo ocorra simultaneamente?

Dessa forma, ao priorizarmos permanentemente nossa saúde integral e ao enxergarmos o alcance desta como a pedra fundamental para a realização de outros objetivos, criamos uma base sólida e geramos a força de ação necessária, para consolidar a grande mudança que representa incluir a prática regular de atividades físicas em nossas vidas. Sob essa premissa, conseguiremos justificar todo sacrifício que iremos realizar, todo suor e esforço que iremos dispender durante a realização dos exercícios físicos, bem como os momentos em que, por ventura, estivermos distantes de nossos filhos, cônjuges, trabalho, livros, ou mesmo do sofá de nossa sala, pois são períodos que dedicaremos ao nosso desenvolvimento e nos quais seremos exemplos para outras pessoas. Sem essa convicção, entretanto, desistiremos facilmente ou, pior do que isso, nos apoiaremos em motivos que podem até fazer com que persistamos na prática do exercício, porém, descontentes. O resultado então seria um alto desgaste emocional e físico.

3.4- AMBIENTE PROPÍCIO

Muitas vezes reclamamos de não termos dinheiro ou tempo sobrando, para dedicarmos à prática de exercícios físicos. Alegamos que, depois de uma longa e exaustiva jornada de trabalho, nos sentimos extremamente fadigados e só desejamos descansar. Tão pouco encontramos força para acordar mais cedo, mesmo sabendo da importância da prática de exercícios físicos e desejando que a situação fosse diferente.

E por que de fato não tem sido? O que temos feito para buscar modificar esse quadro de dedicação integral ao trabalho, filhos, estudos, entre outros motivos através dos quais justificamos nossa falta de tempo e, consequente inatividade física? Se por trás de todo o trabalho encontra-se a necessidade do dinheiro, para honrarmos nossas contas, não seria possível diminuí-las e em médio prazo trabalharmos um pouco menos? Não seria possível buscarmos um emprego que permita que nos sobre energia para cuidar da saúde ou uma atividade física que exija menos esforço do nosso organismo e que auxilie a diminuir essa sensação de cansaço constante?

O que temos feito para evitar ou para resistir aos impulsos aos quais somos submetidos todos os dias? O que temos comprado e colocado dentro de nossas geladeiras e dispensas? Guloseimas variadas, refrigerantes, cervejas e outra infinidade de produtos industrializados, ricos em açúcares, gorduras e conservantes? Não podemos comer mais frutas, verduras e legumes e, ao invés de refrigerantes, tomar vitaminas e sucos naturais? A que tipos de lazer temos nos dedicado mais, àqueles em que ficamos mais tempo parados ou aos que demandam uma quantidade maior de movimento? Quanto tempo temos dedicado a assistir televisão, jogar eletrônicos e a ficar sentados diante de um computador? Quanto tempo dedicamos a essas atividades passivas, que muito pouco contribuem para o desenvolvimento de nosso corpo físico?

Na realidade, dificilmente encontramo-nos em um ambiente que seja favorável a mudanças. Ao contrário, quase sempre vivemos em um contexto que reforça comportamentos e hábitos que adotamos rotineiramente, sendo a recíproca verdadeira. Isto acontece porque somos, fundamentalmente, resultado do meio no qual nos encontramos inseridos e, sendo assim, modificar padrões de comportamentos e hábitos enraizados significa, necessariamente, repensar, reorganizar e reestruturar o meio no qual ocorrem. Portanto, se desejamos implementar um novo padrão de comportamento, como a prática física regular, precisamos, necessariamente, rever pensamentos, comportamentos e hábitos que viemos até então assumindo e que, conscientemente ou não, vêm nos impedindo de torná-la uma realidade. Quase sempre precisamos, inclusive, modificar ou repensar os ambientes em que vivemos e aqueles que frequentamos.

Vimos, contudo, que hábitos enraizados constituem fatores poderosos em nossas vidas, funcionando como moldadores de nossos comportamentos. Assumimos um estilo de vida que é resultado direto de nossos hábitos. Frequentamos lugares, organizamos nossas casas, planejamos nossas férias, viagens e momentos livres em função de nossas crenças e do que julgamos, a princípio, ser o melhor para nós mesmos, ainda que não completamente certos disso.

Desse modo, para transformar os locais em que vivemos e que frequentamos em ambientes que favoreçam o surgimento e a perpetuação de comportamentos mais ativos, precisamos, movidos por uma real necessidade de mudança, utilizar nossa inteligência corporal para reorganizar esse espaço, identificando as estratégias de ação e as ferramentas necessárias para esta conversão. Precisamos, portanto, de maneira holística e realística, definir as mudanças que iremos implementar, estabelecendo possíveis locais de nossa casa ou do nosso bairro onde poderemos nos exercitar, selecionando equipamentos e outros acessórios que poderemos adquirir (bicicletas, esteiras, cordas, roupas, tênis, pesos etc.), buscando pessoas que poderão nos ajudar e, dessa forma, delineando melhores maneiras de movimentar-nos, que estejam em consonância com nossas afinidades e objetivos.

Nesse sentido, conciliar a prática de exercícios físicos com outras atividades que envolvem o nosso cotidiano, apesar de ser uma tarefa que depende apenas de nossa própria iniciativa, apresenta-se como uma das incumbências mais árduas para assumirmos um estilo de vida mais saudável. Muito provavelmente, precisaremos rever outros hábitos, como acordar e dormir mais cedo, repensar os alimentos e bebidas que ingerimos diariamente, reformular nosso tipo de lazer, bem como suprimir ou diminuir consideravelmente outros comportamentos contraproducentes a esse novo estilo de vida.

Certamente, ao longo de muitos dias e até meses, nosso corpo suplicará para manter seu estado de inércia, como forma de economizar energias, tal qual nossos ancestrais sabiamente armazenavam, nos poucos momentos de paz e fartura de alimentos. Aliadas a essa memória genética, a ansiedade e a falta de entusiasmo, geradas por decepções no ambiente de trabalho, na família ou em qualquer outra esfera de nossas vidas, funcionam como grandes buracos negros sugadores de nossa energia e motivação para a prática física regular. Resultado: preguiça!

Inseridos nesta realidade muitas vezes angustiante e paralisante, tendemos a corroborar hábitos ineficazes a uma boa saúde, por meio da perpetuação da inatividade física e, por consequência, de outros hábitos igualmente prejudiciais. Contudo, defrontando-nos com estes sentimentos sugadores de nossa energia, precisamos reagir de maneira a atenuá-los, até o ponto que deixem de interferir de maneira negativa em nosso comportamento. Conforme destacado por Berge (1988, p.12): "[...] não é só do exterior que se poderá operar a mudança, mas sobretudo a partir de nós próprios e dos nossos hábitos cotidianos.".

Uma vez identificados os pensamentos e sentimentos negativos que nos freiam, devemos direcionar nossos esforços para confrontá-los e solucioná-los, substituindo-os por pensamentos mais racionais que caminhem de encontro ao que desejamos, pois, do contrário, poderemos ser influenciados ao ponto de desistirmos de nossos objetivos. Porém, identificar e solucionar os inúmeros conflitos que nos afligem não é uma tarefa nada fácil e, para complicar ainda mais, ao resolvermos uns aparecem outros problemas. Na verdade, conforme apontado por Csikszentmihalyi[8]: "[...] na vida, a maioria dos problemas não se apresenta pronta para aquele que deve solucionar, mas precisa ser configurada a partir dos eventos e informações existentes no ambiente circundante".

Assim sendo, não basta apenas identificar e resolver todos os problemas com os quais convivemos, obtendo as respostas que desejamos, a fim de nos permitir cuidar de nós mesmos. Essa é uma missão extremamente árdua, pois muitas das soluções não dependem apenas de nós e demandam tempo para serem resolvidas. Mais do que respostas concretas, precisamos, muitas vezes, apenas modificar a forma como percebemos e reagimos a essas situações. Precisamos buscar um novo olhar de compreensão sobre o que nos aflige, redirecionando nossos pensamentos e emoções de modo a nos favorecer.

Claro que essa é uma mudança extremamente difícil de ser implementada. Sofremos de amor por pessoas que não nos valorizam, lidamos com a morte de entes queridos, sofremos acidentes, adoecemos e, conforme vivemos, somos submetidos a inúmeras outras provações que colocam à prova nossos sentimentos. A prática física, muitas vezes, inserida nesse turbilhão de experiências, apequena-se e torna-se um momento insignificante. Mas ela pode igualmente transformar-se em uma das mais importantes ferramentas para ajudar-nos a superar esses momentos de enorme dificuldade em nossas vidas. Tudo dependerá da forma como iremos enxergá-la e realizá-la. Depende dos significados que imprimiremos e dos sentimentos que experimentaremos por meio de sua prática.

Assim, criar o ambiente propício começa e termina sempre pela forma como iremos abordar a realidade que nos envolve. Que respostas emocionais e atitudes apresentaremos, nos mais diversos contextos de nossas vidas? Procurar cortar o mal pela raiz, afastando-se do ambiente, situação ou pessoa que gera a sensação de angústia, estresse ou mesmo

---

[8] Citado por GARDNER, 1995, p.211.

fraqueza, pode ser uma das alternativas para buscarmos reestruturar nosso equilíbrio emocional. Todavia, nem sempre temos em nossas mãos as condições ou a força necessárias para nos afastar por completo daquilo que não desejamos. Nesse sentido, precisamos vislumbrar novas formas de encarar a realidade, para que possamos modificar nossas respostas emocionais. Muitas vezes necessitamos, para tanto, buscar ajuda de profissionais especializados na área de Medicina, Psicologia, Teologia, Filosofia, Nutrição e Educação Física, ou mesmo de amigos e parentes queridos, que possam sabiamente aconselhar-nos e ajudar-nos a superar momentos de dificuldade, pelos quais todos passamos, e assim encontrarmos nosso próprio caminho.

Precisamos, portanto, encarar o período em que buscamos solucionar nossos conflitos como uma fase transitória, imprescindível ao amadurecimento do novo hábito que desejamos adotar. Porém, não podemos de forma alguma nos acomodar e procurar seguir em frente com a sensação de que nada que nos verdadeiramente aflige está mudando. Ao retirarmos nossa responsabilidade de fazer com que as coisas aconteçam de acordo com o que desejamos, assumimos uma natureza passiva e, quase sempre, reativa, ficando mais sujeitos às intempéries da vida e ao desgaste emocional que causam. Como pessoas reativas, tendemos a concentrar nossos esforços no comportamento dos outros, nos problemas do meio ambiente e nas circunstâncias que fogem ao nosso controle (COVEY, 2005).

Contudo, ao assumirmos uma postura mais proativa, focamos nas questões positivas que vivemos e, mesmo em ambientes desfavoráveis, buscamos alternativas, respostas emocionais e atitudes que nos ajudem. Como pessoas proativas, deixamos de nos apegar às questões negativas e buscamos soluções permanentes, concentrando-nos nos aspectos que nos favoreçam emocionalmente e buscando imprimir, sob esta ótica, novos olhares sobre as circunstâncias que nos afligem.

No que tange à prática corporal regular, podemos encontrar inúmeros exemplos de pessoas que, apesar de toda aparente dificuldade circunstancial, direcionaram seus pensamentos e esforços para os aspectos positivos que esta mudança representaria em suas vidas, conseguindo modificar suas rotinas, assumindo um estilo de vida mais ativo e, por consequência, desenvolvendo outros hábitos igualmente mais saudáveis. Porém, volto a ressaltar que essa mudança será muito mais fácil de ocorrer se já nos encontramos previamente em um ambiente que estimule esta transformação e onde nossas necessidades básicas estejam sendo previamente correspondidas.

Como podemos perceber adotar um estilo de vida ativo não representa uma tarefa fácil. Ao contrário, exige que estejamos verdadeiramente motivados a ponto de nos permitirmos refletir as razões e questionar os porquês de nos impormos hábitos antagônicos aos de uma boa saúde. A partir daí, devemos confrontar nossas justificativas a fim de realmente mudarmos nossa história, nossos paradigmas, ou seja, a forma como enxergamos e organizamos nossa vida como um todo, desenvolvendo um ambiente físico e emocional que seja propício a essa mudança. Do contrário, mesmo em um ambiente aparentemente mais favorável outros fatores poderão falar mais alto e interferir, ou até mesmo impedir, que realizemos a prática física.

Certa vez, tive uma aluna que tinha uma rotina de trabalho muito pesada e isso era realmente um grande problema para ela. Alegava estar permanentemente cansada e com pouco tempo disponível. Apesar disto, acordava cedo ou treinava depois do expediente, mesmo exausta. Conversando comigo, sonhava com o dia que teria mais tempo e energia para treinar, contudo, quando isto de fato ocorreu – pois saiu de seu emprego – foi quando menos treinou, pois suas preocupações e tempo passaram a focar mais no cuidado dos filhos que nasceram e no reingresso no mercado de trabalho. Ansiosa, passou a comer de forma menos controlada e seu comportamento para o movimento diminuiu consideravelmente. Dessa forma, quando mais tempo ela teve, mais ela preencheu com outras prioridades e preocupações, que passaram a concorrer com a prática física, superando-a em relevância e funcionando como justificativa para sua interrupção.

Outra aluna que tive, apesar de seu enorme coração, assumia não raramente um discurso negativo sobre os locais que frequentava e as pessoas em geral. Se, por exemplo, ia com ela correr na praia, apesar dela apreciar o mar e as paisagens, encontrava constantes motivos para se perturbar, deixando-se de tal forma ser consumida, a ponto de muitas vezes deixar de aproveitar a beleza do momento. Nesse caso, mesmo o ambiente sendo propício e repleto de fatores estimuladores positivos, ela agarrava-se frequentemente aos fatores negativos (lixo no chão, areia muito fofa ou inclinada, calor, vento muito forte, etc.), criando problemas que a angustiavam nas mais diversas situações.

Na verdade, poucas vezes o ambiente no qual nos exercitamos será aquele que realmente idealizamos, mas sim o que possibilita, dentro de nosso universo, congregar fatores estimuladores e motivadores que o tornem viável e interessante, a ponto de superar os fatores negativos e as prioridades concorrentes que igualmente se manifestem. Tornar um ambiente propício para a prática física corpórea significa, portanto, criar condições ambientais e emocionais que nos favoreçam, agindo de maneira proativa e minimizando, o tanto quanto possível, a presença de fatores negativos interferentes. Para isso, porém, é preciso, antes de tudo, que exista uma predisposição nossa de assim torná-lo.

De fato, mesmo locais aparentemente improváveis para a prática física tornam-se apropriados, quando utilizamos nossa capacidade criativa para vislumbrar formas de movimentar-nos com as quais tenhamos afinidade. Quando verdadeiramente motivados, conseguimos transformar mesmo as regiões mais inóspitas e insólitas do planeta – como desertos, montanhas, cavernas e o fundo do mar – em palcos para a prática física que nos possibilitarão desfrutar de imenso prazer, pois quanto maior o grau de dificuldade, maior a sensação de prazer obtida pela conquista e superação. Contudo, quando desprovidos dessa energia, mesmo que estejamos em locais maravilhosos e repletos de estímulos positivos, ainda assim nos manteremos inativos. Nosso grande desafio torna-se, portanto, o de (re)encontrar os motivos certos que nos impulsionem para prática física e que nos permitam incorporar a essa significados e sentimentos que valham a pena ser vividos e buscados permanentemente.

CAPÍTULO IV: PRÁTICA FÍSICA CORPORAL

4.1- TRANSMUTAÇÃO

Aprendemos desde muito cedo – num primeiro momento de maneira inconsciente – a conferir sentido às nossas ações e às de outros. As roupas que nos vestem, os brinquedos que ganhamos, os desenhos que assistimos, enfim, os comportamentos e atitudes que vivenciamos ajudam a instituir aquilo que consideramos belo ou feio, forte ou fraco, bom ou ruim, adequado ou inadequado. Desde o primeiro momento que chegamos ao mundo estamos, portanto, predestinados a responder a esses estímulos. Todavia, por meio da aquisição gradual de consciência que ocorre ao longo de nosso crescimento e amadurecimento, passamos a questionar os porquês de determinados comportamentos ou atitudes e a almejar novas possibilidades.

Assim sendo, conforme destacado por Frankl[9], o homem não se encontra "livre de", mas "livre para" fazer frente às dificuldades e adversidades com as quais se deparará ao longo de sua existência, tomando decisões e realizando escolhas referentes ao seu ser. O homem, apesar de ser condicionado por mecanismos neuroendócrinos na sua conduta individual, apesar de ter suas tendências de ordem hereditária e genética, apesar de sofrer influência dos traumatismos psicológicos da infância e do relacionamento pessoal recente, apesar de sua dependência das situações econômicas e sociais do meio em que vive, ele ainda é livre para tomar decisões e realizar escolhas referentes à sua existência.

No que tange à qualidade e quantidade de movimento corporal que realizamos ao longo de nossas vidas, tal raciocínio não funciona de maneira diferente. O movimento apresenta-se como uma necessidade intrínseca a todo indivíduo e, portanto, inerente à nossa existência. Quando crianças, movimentamo-nos constantemente, sentimos verdadeira alegria e necessidade de correr, pular, girar, rastejar, entre muitas outras formas de deslocamento, pois é basicamente por meio delas que aprendemos, interagimos e conhecemos o mundo.

Quando temos um espaço físico propício, subimos em árvores, pulamos muros, nadamos em lagos, praias ou piscinas, enfim, exploramos tudo ao nosso redor com curiosidade e alegria. Quando vivemos em um

---

[9] Citado por XAUSA, 1986, p.157.

ambiente físico restrito e pouco estimulante, buscamos alternativas e diferentes maneiras de nos movimentar, subindo em cima dos sofás e cadeiras, nos escondendo debaixo das mesas ou pulando em cima dos colchões. Dessa forma, o movimento corporal assume um papel crucial em nossa vida, pois é principalmente por meio dele que descobrimos o mundo e a nós mesmos. Somos felizes quando nos movimentamos.

Todavia, conforme envelhecemos, somos cada vez menos estimulados a nos movimentar, passando a adotar padrões de comportamento que restringem tanto a quantidade como a qualidade dos movimentos que realizamos ao longo do dia. Aprendemos a ficar sentados e a nos entreter durante horas em frente a uma televisão, videogame ou computador. Dentro dos colégios, professores insistem para que permaneçamos sentados, pois, do contrário, prejudicaremos o bom andamento das aulas e seremos considerados "maus" alunos. No trabalho, somos cada vez mais exigidos intelectualmente do que fisicamente, resultando em grandes períodos de inatividade e, já idosos, quando mais deveríamos nos movimentar, para manter nossa qualidade de vida, enfim, somos incentivados por nossos familiares a permanecer em casa e ficamos felizes por finalmente podermos descansar.

Desse modo, não sem motivos a Pesquisa Nacional de Saúde realizada pelo IBGE (2013), abrangendo indivíduos com 18 anos ou mais de idade, comprovou que, conforme os anos decorrem, torna-se cada vez maior o número de pessoas que se encontram insuficientemente ativas.

Grupo de Idade	Insuficientemente Ativos
18 a 24 anos	36,7%
25 a 39 anos	41,9%
40 a 59 anos	45,3%
60 anos ou mais	62,7%

Isto ocorre porque, diferente de nossos antepassados que não tinham uma expectativa de vida tão longa – e mesmo tornando-se adultos necessitavam estar em constante movimento para sobreviver – paulatinamente passamos cada vez mais a menosprezar e a desvalorizar as horas dedicadas ao movimento, destinando a esse uma importância secundária em nossa vida. Passamos a conferir, portanto, cada vez menos sentido ao movimento que realizamos, já que não dependemos mais dele para sobreviver, substituindo-o, em grande parte, por momentos de inércia corporal que se justificam pelo atendimento a outras necessidades que cremos serem prioritárias.

A ausência de um sentido que confira à prática corporal uma razão para permanecer fundamental parece, assim, diminuir consideravelmente nosso ímpeto para o movimento. Já que não precisamos mais plantar, caçar ou fugir de animais ferozes, muito menos passar a vida inteira caminhando em busca de territórios menos hostis para sobreviver, precisamos identificar novos fatores motivadores que transcendam o mero atendimento a nossas necessidades mais básicas. Precisamos, sobretudo, reencontrar a alegria, que desfrutávamos quando crianças, em nos movimentar.

Assim sendo, torna-se imprescindível transformarmos novamente a prática corporal em um momento significativo, que vá além da sensação de sacrifício ou investimento pessoal em prol de uma condição a ser mantida ou alcançada no futuro. Transcender o mero atingimento e cumprimento de metas como, por exemplo, o peso corporal a ser alcançado ou o tempo a ser estabelecido, e conferir sentido não apenas à obtenção dos inúmeros benefícios associados a essa prática, mas também à sua própria realização. Somente assim conferiremos ao movimento novamente um papel crucial em nossas vidas.

Para isto, porém, destaca-se mais uma vez a necessidade de desenvolvermos e utilizarmos nossa inteligibilidade corporal a fim de avaliarmos tipos de atividades físicas com que temos mais afinidade, ou seja, aquelas capazes de nos proporcionar experiências emotivas positivas, que nos motivem verdadeiramente. Necessitamos levar também em consideração o atendimento a fatores estimuladores como, por exemplo, os locais nos quais serão realizadas as atividades físicas, as pessoas nelas envolvidas, os recursos materiais utilizados, enfim, tudo aquilo que possa de alguma maneira contribuir para tornar mais valorosa e prazerosa sua realização.

4.2- FATORES ESTIMULADORES E MOTIVADORES

Um dos aspectos mais primordiais que devemos considerar, antes de assumirmos uma rotina que envolva a prática de atividades físicas em nossos momentos livres, é a nossa motivação, pois sem ela ou pouco motivados, rapidamente desistiremos. Para tanto, sugiro que façamos, inicialmente, algumas perguntas básicas sobre as quais se deve refletir e às quais é preciso responder de maneira verdadeiramente afirmativa:

1º Tenho a intenção de abrir mão de outras tarefas e prioridades a fim de disponibilizar tempo para a prática física?

2º Tenho claro quais são os meus objetivos e o que desejo com a prática física?

3º Estou realmente disposto a investir minhas energias na prática física e ciente dos sacrifícios que isto representará?

4º Se não gosto da prática física, estou aberto à possibilidade de aprender a gostar e experimentar formas de movimento com as quais possa me identificar?

5º Tenho a intenção de repensar e modificar outros hábitos que interfiram na prática física?

Se nos propomos a realizar um programa de atividades físicas é porque almejamos manter ou atingir uma determinada condição, estabelecendo, para isto, objetivos e metas a serem alcançadas, sejam elas específicas ou mais abrangentes. Quanto mais ciente de onde estamos e aonde pretendemos chegar com nosso corpo, e quanto mais consciente dos sentimentos que nos travam e nos impulsionam nesta direção, mais recursos teremos para trabalhar nosso ímpeto para a prática física.

Assim sendo, torna-se fundamental identificar os fatores bloqueadores de um comportamento ativo (já amplamente discutidos), bem como identificar também aqueles que nos impulsionam, pois é a presença destes que nos permitirá gerar a força de ação necessária para conseguirmos iniciar e manter a prática de exercícios físicos de forma duradoura e saudável. Conforme veremos a partir de agora, estes fatores podem ser de caráter estimulador ou motivador.

a) Fatores Estimuladores

Os fatores estimuladores que nos impulsionam para a prática física corpórea são inúmeros e caracterizam-se, sobretudo, pelo fato de serem externos ao indivíduo. Estímulos que permitem tornar o ambiente mais agradável ou estabelecer meios e metas a serem percorridas e alcançadas, funcionando como importantes indicadores de que estamos no caminho correto, levando-nos ao encontro dos nossos objetivos e, por consequência, gerando grande sentimento de satisfação quando correspondidos. Destacam-se, mais comumente, como fatores estimuladores para a prática física:

- aumento ou diminuição do peso corporal e do Índice de Massa Corporal;
- melhora das circunferências corporais;
- diminuição do percentual de gordura;
- melhora do índice de relação cintura-quadril;
- melhora dos níveis de colesterol, triglicerídeos, glicemia e outros índices fisiológicos;
- desenvolvimento da massa magra e aumento dos níveis de força;
- aprimoramento da capacidade cardiorrespiratória;
- melhora dos níveis de flexibilidade articular;
- reflexo no espelho correspondendo ao que esperamos (autoimagem);
- roupas que vestimos ficando mais justas ou largas;
- aprovação e elogio que recebemos das pessoas;
- recebimento de recompensas materiais;
- presença de pessoas e de recursos tecnológicos com os quais temos afinidade;
- localização agradável;
- modalidade ou tipo de atividade física praticada, entre outros.

Percebe-se, portanto, que muitos fatores estimuladores podem ser determinados e avaliados de uma maneira mais objetiva e científica, por exemplo, por meio de uma avaliação física que nos submeta a uma anamnese (questionário) completa, bem como a uma bateria de testes e exames de nossa composição corpórea. Essas informações devem, idealmente, ser coletadas por profissionais da área da saúde (educadores físicos, médicos, nutricionistas e fisioterapeutas), pois, a priori, são aqueles capacitados para determinar os testes e exames aos quais devemos nos submeter e, posteriormente, indicar os melhores caminhos a serem percorridos dentro de um programa de atividades físicas.

Por outro lado, fatores estimuladores podem resultar, também, de nossa percepção subjetiva dos estímulos ambientais. A sensação de bem-estar resultante da escolha apropriada de um local para nos exercitarmos, dos elogios que recebemos, de uma imagem positiva no espelho e da roupa que fica mais frouxa contribuem igualmente para gerar a força de ação necessária para que continuemos nos exercitando em direção aos nossos objetivos.

Contudo, quando centramos nosso desempenho na presença e alcance de fatores estimuladores, podemos ficar extremamente animados se eles forem concretizados. Mas também corremos o sério risco de desanimarmos, se não forem alcançados. Se, por exemplo, vinculamos nosso ânimo à diminuição do peso corporal, mesmo que tenhamos nos exercitado e nos alimentado melhor tenderemos a ficar extremamente descontentes, se percebermos que ao final de uma semana nosso peso não diminuiu. Por outro lado, se estamos conscientemente motivados em prol de um objetivo maior, tenderemos a enxergar aquele mês como fundamental no processo de mudança e estabelecimento de novos comportamentos, e então persistiremos.

Dessa forma, conforme destacado por Abramson (2006, p.116), devemos utilizar nossa inteligência corporal para ajudar-nos a aprender com nossos deslizes. Se nossas metas não forem alcançadas, devemos avaliar onde falhamos e desenvolver estratégias para evitar as circunstâncias que os provocaram. Simultaneamente, devemos ser capazes de nos elogiarmos onde implementamos mudanças que nos favoreceram.

Certa vez, tive uma jovem aluna que me procurou apresentando uma condição sedentária e de sobrepeso que a acompanhava desde a infância, incomodando-a profundamente. Seu maior objetivo era, portanto, emagrecer. Para isto, traçamos metas intermediárias (estimuladoras) de peso, perimetria (circunferências corporais) e percentuais de gordura e muscular a serem alcançados, entre outras. Contudo, toda vez que se pesava e constatava que havia emagrecido pouco ou nada, questionava o porquê de tanto esforço e sacrifício, fazendo disso um drama pessoal. Chegou ao ponto de mostrar a foto de uma modelo, cujo biótipo era completamente diferente do dela, e dizer que era aquele corpo que ela queria ter, mais especificamente, a "barriga chapada".

Com o passar dos dias e meses de treinamento, meu grande desafio foi o de criar para essa aluna as condições para que aprendesse a gostar de estar em movimento e para que reconhecesse esta premissa como fundamental para o seu processo de transformação corporal. Fizemos trilhas, modificamos os locais de treinamento, chamamos outras pessoas para treinar conosco, diversificamos os tipos de exercícios, para além daqueles propostos por minha pessoa. Busquei criar as condições necessárias para que cada vez mais vislumbrasse na prática física uma real possibilidade de se divertir, de aprender e se autodescobrir. Paralelamente, procurei trabalhar a questão de sua autoimagem e autoestima, reforçando para ela o quanto era uma mulher bonita e o quanto o exercício físico contribuía para que cada vez mais se sentisse desse modo.

Depois de algum tempo, notoriamente seu comportamento para o exercício se modificou. Tornou-se proativa, passou a não mais depender exclusivamente de minha presença ou orientação para se movimentar e passou a gostar cada vez mais da atividade física propriamente dita, sem abrir mão, é claro, das metas que havíamos determinado para ela. Passou a se sentir muito mais bonita e confiante à medida que se percebeu capaz de controlar seu próprio corpo e de transformá-lo de acordo com seus anseios, porém, dentro de uma visão mais realista e muito menos influenciada por expectativas moldadas em função de padrões de beleza estimulados pela mídia e pela sociedade como um todo.

Precisamos, portanto, combinar a presença de fatores estimuladores e motivadores, para que, em caso de resultados negativos ou aquém do esperado dos primeiros, os segundos atuem no sentido de transformá-los em etapas ou estágios necessários ao fortalecimento e fixação do novo hábito. Caso uma verdadeira motivação prevaleça, ela tenderá a sobrepujar em força todos os fatores bloqueadores que dificultem o seu alcance e que causem recaídas ao longo do processo. Ela nos moverá no sentido de buscarmos novas possibilidades e modelos de pensamentos e comportamentos, contribuindo também para mantê-los, até que, enfim, se tornem um hábito de vida.

Assim sendo, por meio do uso consciente de nossa inteligência corporal, mesmo a presença de necessidades mais básicas, embora forte e atuante, poderão ser suplantadas pela força de ação poderosa e transformadora resultante de uma real motivação. Essa consciência será capaz, por exemplo, de fazer com que cheguemos a casa com fome, após um dia exaustivo de trabalho, e que encontremos disposição para adiarmos o nosso jantar e, após comermos um lanche saudável de rápida digestão, saiamos para praticar nossa atividade física regular. Ela nos dará força para recusarmos grande parte das guloseimas disponíveis e para evitarmos os ambientes que são de grande tentação. Permitirá que lidemos e superemos os insucessos e outras dificuldades que surgirão ao longo do percurso. Possibilitará questionarmos prováveis conflitos internos, que travam nosso comportamento e que resultam em atitudes indesejadas. Permitirá que possamos solucionar esses conflitos ou que possamos reconhecer que precisamos de ajuda para conseguir estabelecer novos hábitos, organizar uma rotina saudável e atingir as metas e objetivos que estipulamos.

b) Fatores Motivadores

Os fatores motivadores para a prática física corporal partem de dentro para fora do indivíduo. Não são mensuráveis, pois são sentimentos originados no âmago de cada pessoa, em função de sua própria história de vida e expectativas pessoais. Estão diretamente relacionados à nossa inteligibilidade corporal e demandam que realizemos introspecções, no intuito de buscarmos identificar e avaliar os pensamentos e sentimentos que os constituem, no sentido de reforçá-los, aprimorá-los ou renová-los e, desse modo, direcionarmos nossos pensamentos e ações rumo ao atendimento dos objetivos e metas que a eles correspondam.

Desse modo, os objetivos corporais que determinamos estão diretamente associados aos fatores que nos motivam, e decorrem da inteligência corporal que possuímos e de como a utilizamos no ambiente em que vivemos. Dependem, portanto, do estado mental e emocional em que nos encontramos e refletem nossas necessidades e desejos naquele contexto. Estes podem ser, basicamente, de cunho:

1. Estético: quando se busca a melhora da aparência física por meio da alteração da composição corporal;

2. Salutar: quando a prioridade é melhorar a condição funcional de nosso organismo, tornando-o mais autônomo e diminuindo as chances de desenvolver doenças resultantes de um estilo de vida sedentário ou do próprio processo de envelhecimento;

3. Rendimento: quando o foco principal é o aprimoramento do movimento em si, dos resultados obtidos pela sua execução. Quase sempre é associado a eventos competitivos, permitindo comparar suas performances as de outras pessoas;

4. Social: quando se tem como principal foco a interação com outras pessoas e o estabelecimento de vínculos afetivos;

5. Terapêutico: quando se pretende a reabilitação de alguma região do corpo que se encontre fora de sua condição normal de funcionamento;

6. Catarse: quando se deseja, por intermédio da prática física, relaxar e aliviar as tensões e estresses resultantes das preocupações do cotidiano;

7. Sensório: quando o que nos motiva é a experimentação dos sentimentos e sensações obtidas pela prática física (prazer, euforia, conexão etc.).

Uma combinação de dois ou até mais objetivos pode nos motivar a iniciar e continuar um treinamento físico. Todavia, em nossa sociedade um número crescente de pessoas tem colocado a estética e o rendimento em primeiro plano, em detrimento de objetivos salutares. Desviamo-nos nesta direção quando, por exemplo, desconsideramos os aspectos técnico-fisiológicos que envolvem a prática de exercícios corporais, quando resolvemos tomar anabolizantes e suplementos (de modo não supervisionado), para acelerar e maximizar nossos resultados, ou ainda quando submetemo-nos a sessões de treinamento por demais prolongadas e extenuantes, correndo, desse modo, o risco de nos lesionarmos ou adoecermos seriamente. Cada organismo possui um ritmo próprio e responde de maneira bastante peculiar às solicitações que lhes são impostas. Respeitar o tempo necessário para que as adaptações corporais ocorram, sem "queimar" etapas e reconhecendo nossos próprios limites, é comportamento fundamental para preservarmos nossa integridade física e mental, evitando o desenvolvimento de autoimagens surreais.

Devemos, igualmente, tomar especial cuidado para não transformar a prática de exercícios físicos em um instrumento de alienação dos problemas que nos circundam, mas, ao contrário, torná-la uma espécie de "válvula de escape" que nos permita pensar melhor e aliviar as tensões que nos são impostas no dia a dia. Desse modo, ao invés de simplesmente nos distanciar daquilo que nos angustia, buscaremos criar condições corporais mais favoráveis, para que possamos resolver melhor as adversidades com as quais lidamos.

Desse modo, a fim de evitar complicações, como lesões e estresses emocionais, todas as pessoas que praticam algum tipo de atividade física deveriam ter como principal objetivo norteador a busca permanente por um estado corpóreo que primasse por sua saúde integral e consequente bem-estar físico, mental, social e espiritual. Para isso, faz-se fundamental, conforme já discutido, que entendamos saúde como um conceito abrangente, que transcende o mero desenvolvimento das aptidões físicas de nosso organismo, pois, do contrário, corremos o risco de assumir um entendimento reducionista de seu significado e, assim, de ignorar outros benefícios associados à prática regular de atividades físicas, aumentando as chances de interrompermos sua continuidade ou de seguirmos por caminhos contrários ao de um estilo de vida saudável.

Assim, apesar da prática corporal por si só não caracterizar-se como fator garantidor de que teremos uma vida saudável e de que nos sentiremos melhor, certamente ela apresenta-se como uma das mais relevantes ferramentas para o alcance desse estado. Contudo, como nosso bem estar é fruto de uma percepção pessoal, nem sempre ele converge com um estado corporal saudável ou coaduna com comportamentos que o favoreçam. Podemos, dessa forma, alegar estarmos nos sentindo bem, mesmo com uma condição corporal desfavorável ou adotando comportamentos declaradamente não saudáveis e, portanto, deletérios ao nosso organismo.

A busca do bem-estar de maneira irrefletida e que não considere a saúde corporal em primeiro plano implica, desse modo, em um grande risco de assumirmos comportamentos autodestrutivos. Destacam-se, nesse sentido, comportamentos adotados por usuários de drogas, que buscam o prazer químico momentâneo, ou ainda, os de praticantes de esportes radicais, que não se certificam dos cuidados de segurança necessários e visam, tão somente, à descarga de adrenalina e euforia provocada por esse tipo de atividade.

Uma prática física corporal consciente deve, portanto, ser aquela que, mesmo na presença de outros objetivos, almeje, em primeiro lugar, um estado de saúde integral de nosso organismo e, por conseguinte, uma sensação de bem-estar que se reflita em uma relação harmoniosa consigo, com os outros e com a Natureza. Dessa forma, conforme destacado por Cobra (2007, p.156-157) "[...] é preciso perceber claramente que o movimento é superimportante, mas tem de vir lincado com essa oportunidade suprema de perscrutar o seu interior e ser a ferramenta mais útil na busca do desenvolvimento do potencial de vida.".

Contudo, uma parcela significativa da população parece ainda permanecer alienada aos reais benefícios proporcionados pela prática consciente de atividades físicas, ignorando os riscos associados aos comportamentos e atitudes que priorizam de maneira irrefletida e, portanto, irresponsável, outros aspectos que não os salutares. Já outras pessoas, apesar de priorizarem esses benefícios, ainda creditam a prática física como um intervalo de tempo angustiante, compreendido, na grande maioria das vezes, por movimentos que não fazem sentido e que poderiam, portanto, ser redirecionados para esforços em outras áreas de sua vida. Desse modo, melhor seria para elas, se pudessem obter os benefícios da prática física sem de fato terem que realizá-la, pois a praticam tão somente como uma autoimposição desprovida de um real sentido que confira alegria ao ato em si.

Faz-se necessário, portanto, que busquemos (re)encontrar o sentido por detrás de nossas ações corporais. Que questionemos os porquês que nos impulsionam ou nos travam no que tange à prática física e que avaliemos as motivações com que de fato nos identificamos e com as quais temos afinidade. Somente assim poderemos superar sensações negativas que tenhamos com a prática física e poderemos determinar aspectos relevantes que devem estar em consonância com o que verdadeiramente desejamos como, por exemplo, a atividade física em si, o local, o melhor horário do dia, as pessoas que gostaríamos de ter como companhia, os materiais esportivos utilizados, entre outros fatores.

Dessa forma, ao vivenciarmos as diferentes práticas corporais, nos contextos mais variados possíveis, seja caminhando com o cônjuge, dançando com os amigos, nadando, surfando ou remando em uma praia, malhando em uma academia, pedalando em uma trilha, lutando nos ringues, escalando montanhas ou brincando com os filhos, conferiremos à prática física um real significado, que permitirá, por intermédio dessa, que alcancemos uma sensação genuína de realização e bem-estar. Somente dessa forma conseguiremos transformar a atividade corpórea novamente em parte essencial e prazerosa de nossas vidas.

4.3- SENTIDOS

Cada objetivo que pretendemos alcançar por meio da prática física vem acompanhado de sentimentos que a justificam e a permeiam com múltiplos significados. Sua realização, portanto, destaca-se por permitir – de maneira consciente ou inconsciente – a experimentação de diferentes sensações que a dotam de sentido e que podem transformá-la em um momento fundamental para que possamos alcançar um estado sublime, não apenas no intervalo de tempo que a compreende, mas também após o seu término.

Contudo, ao estipularmos nossos objetivos corporais, devemos estar cientes dos comportamentos que precisaremos assumir e das implicações que esses representarão em nosso estilo de vida. Muito provavelmente, precisaremos abrir mão de trabalhar tanto, de sair à noite com frequência, de fumar e ingerir bebidas alcoólicas em demasiado. Enfim, precisaremos fazer alguns sacrifícios no sentido de suprimir comportamentos contraproducentes à adoção de um estilo de vida que envolva a prática regular de atividades físicas. Precisamos nos questionar, portanto, se realmente desejamos realizar uma virada copernicana em nossa vida, determinando a prática corporal e todas as consequências oriundas desta escolha como algo que se faça presente e constante em nosso cotidiano.

Devemos estipular metas claras e resultados corporais a serem alcançados. Todavia, tais metas devem ser consequência natural de um processo de mudança previamente elaborado e verdadeiramente desejado, do contrário, o caminho da transformação a ser percorrido tornar-se-á um suplício. Torna-se fundamental, portanto, que identifiquemos os sentidos que nos impulsionam durante a prática física corporal, ou seja, que reconheçamos os sentimentos que conferem a essa prática a verdadeira possibilidade de nos proporcionar momentos únicos e especiais de auto realização. Somente assim encontraremos a real significância dos objetivos e metas estipulados.

Destacam-se, desse modo, os sentidos INTRACORPORAL, INTERCORPORAL e TRANSCORPORAL proporcionados pela realização de exercícios físicos, que podem ser vivenciados de diferentes formas, conforme descreveremos abaixo:

a) Sentido Intracorporal

São sentimentos que nos permitem conhecer melhor a nós mesmos. O que se passa em nossa mente. Nossos limites físicos e emocionais. Nossa capacidade de resistência, força, flexibilidade e de outras valências físicas. De tolerância e até apreciação da dor proporcionada pelo esforço extenuante, em situações como aquelas vivenciadas em um ambiente de competição ou de submissão a situações extremas, como as experimentadas por pessoas que se propõem a escalar grandes montanhas, a atravessar oceanos velejando ou mesmo remando, a caminhar ou correr por grandes extensões, muitas vezes em ambientes extremamente hostis, entre outros exemplos.

Apreciação do que consigo e do que não consigo realizar. O que me permito e o que não me permito fazer. Nossas possibilidades de expressão corporal, de autocontrole e de auto superação. De reconhecermos e valorizarmos as sensações experimentadas durante a prática corporal como, por exemplo, pela possibilidade de alívio e liberação dos estresses acumulados ao longo do dia (catarse), de adequação a uma autoimagem desejada e consequente melhora da autoestima ou, ainda, pela possibilidade de introspecção e reflexão sobre nossos comportamentos e atitudes. Pela possibilidade de autodescoberta em sua própria realização: quem somos e o que desejamos para nossa vida.

Como atleta e competidor da modalidade de triatlo (natação/ciclismo/corrida) durante minha juventude, muitas vezes deparei-me com situações onde a necessidade de trabalhar meu corpo no limite de sua capacidade física permitiu-me questionar minhas próprias fronteiras, ultrapassando-as e estendendo-as para além daquilo que considerava possível. Sem sombra de dúvidas, a necessidade de disciplina imposta pelo meu treinamento diário bem como todas as vivências resultantes deste período especial de minha vida foram fundamentais para a formação e consolidação de minha personalidade. Grande parte das tarefas que realizo hoje no meu cotidiano demandam, igualmente, que eu estabeleça uma rotina que exige disciplina e capacidade de superar as adversidades que se fazem presentes.

Lembro-me também, do dia em que, ainda jovem, participando de uma competição de nível internacional de triatlo com mais de 1000 inscritos, havia nadado 1,5 km, pedalado 40 km e estava na última etapa da corrida, por volta do quilômetro cinco em um total de dez. Estava posicionado em primeiro lugar da minha categoria (15-19 anos) e entre os 15 primeiros profissionais quando, de repente, senti uma cãibra que pegou toda a parte posterior de minha perna direita. Sentei no chão e alonguei a musculatura o máximo que pude, vi alguns atletas me ultrapassando e senti uma grande revolta. Voltei a correr mais devagar, administrando a dor na perna. Mais alguns atletas me passaram. A cãibra voltou forte por volta do quilômetro oito e parei para alongar novamente. Mais alguns atletas me passaram e pensei em desistir. Prossegui e, finalmente, conclui a prova em 5° lugar da minha categoria e 24° geral. Fiquei muito frustrado, pois, só enxergava o que havia perdido por conta da cãibra.

Demorou alguns anos para perceber que tudo que vivi naquele dia foi, na verdade, melhor do que ter ganhado uma medalha ou troféu. Sentir aquela imensa dor e, ainda assim, escolher prosseguir, seguir em frente, vencendo tanto a dor física quanto a emocional, foi um aprendizado que utilizei sabiamente em muitas outras circunstâncias de minha vida.

b) Sentido Intercorporal

São sentimentos empáticos, que nos permitem estabelecer um elo de conexão com outras pessoas. Permitem anteciparmos o que o outro pensa ou sente, apenas por meio da observação de seus gestos corporais, que possibilitam sentirmo-nos parte fundamental integrante de uma equipe. São os sentimentos vividos por times cujos atletas alegam conhecerem-se mutuamente como ninguém; por bailarinos que durante a dança se entregam uns aos outros em total devoção à causa em que estão envolvidos; por amigos que fortalecem seus laços, por meio da vivência esportiva, e por pais que aprendem a conhecer melhor os seus filhos brincando e interagindo durante as brincadeiras ou aulas esportivas que realizam em conjunto. É, portanto, a possibilidade que temos de conhecer e aprofundar nossa relação com outro, por intermédio da prática física corporal.

Como educador físico e pai, sempre atentei para que meu filho vivenciasse com frequência diferentes formas de movimento, buscando participar e interagir ao máximo nestes momentos. Fui seu professor de natação, quando tinha apenas um ano de idade, e fizemos nossa primeira trilha quando ele tinha quatro anos. Soltamos pipa juntos, jogamos futebol e ensinei a ele como andar de bicicleta. Brincamos de bola de gude, de carrinho de rolimã, subimos no telhado de nossa casa e pegamos muitas ondas no mar. Com ele já adolescente, passamos a correr e fazer ginástica juntos na academia, na praia ou em casa.

Todos estes momentos foram únicos em nossas vidas. Tentar procurar descrever a felicidade que sentia em estar ao lado do meu filho torna-se inefável, em decorrência de minha limitação com o uso das palavras. Ao mesmo tempo em que brincávamos, descobríamos mais um sobre o outro. Conversávamos por horas e aprendíamos a nos respeitar, a confiar e a amar cada vez mais. Sem sombra de dúvidas, todos esses sentimentos vividos e aprendidos foram fundamentais, na construção de nossas identidades como filho e pai, indo muito além do momento motor propriamente dito e estendendo-se por toda nossa vida nas mais diversas circunstâncias.

c) Sentido Transcorporal

Esse sentido é o mais poderoso, e manifesta-se pela possibilidade de experimentarmos, por meio da prática corporal, uma sensação de conexão com uma força superior; pela sensação de que existe algo maior, que nos permite seguir em frente e continuar realizando não apenas o movimento em questão, mas nossa própria vida como um todo. Através dessa conexão, transcendemos nosso corpo e nos sentimos conectados à Natureza que nos envolve; sentimos a presença de um ente divino e aprimoramos nossa espiritualidade.

Certa vez, estava em casa inquieto, com uma sensação que eu não conseguia identificar, não sabia o que era e nem entendia o porquê de estar tão aflito. Resolvi, então, sair no meio da noite para uma corrida. Assim que cheguei ao calçadão de Camboinhas (praia que frequento rotineiramente desde minha infância) e comecei a correr, senti de imediato que não estava sozinho. Observei a lua, o mar e a pequena coruja que voava ao meu lado e senti uma força poderosa ajudando-me, cada vez mais, a dar um novo passo.

O frescor da brisa e o cheiro do mar me revigoravam. Escutava minha própria respiração, sentia cada gota de suor escorrendo por minha pele e o meu coração pulsando de forma vigorosa. A energia que me cercava era grandiosa e alimentava minha alma, dando-me força e fazendo-me sentir uma imensa felicidade por estar ali, naquele exato instante, vivendo um momento especial.

Cheguei a casa, ainda tomado por um sentimento de inquietude. Após um bom banho e lanche, deitei-me e procurei relaxar meu corpo. Deparei-me, então, com meus próprios pensamentos e senti uma vontade imensa de descrever o que vivi, de tentar traduzir no papel toda aquela emoção que acabara de sentir. Essa minha experiência transformou-se, assim, em uma espécie de oração pessoal, que transcrevo abaixo:

Camboinhas... Quando eu corro...

Quando eu corro e sinto
a brisa refrescante em meu rosto,
a Lua cheia no céu,
a coruja nanica fitando meus passos,
e a imensidão intrigante do mar ao lado.

Quando eu corro e sinto
o suor escorrendo,
o coração batendo acelerado,
as pernas em um ritmo compassado
e a respiração ofegante.

Quando eu corro e lembro
de todos os momentos bons da vida
esquecendo de todos os problemas
o silêncio clareando meus pensamentos.

Quando eu corro e percebo as dádivas de Deus,
tão próximas e muitas vezes menosprezadas,
sinto uma vontade enorme de não mais parar
de continuar buscando esta sensação de proximidade
entre o simples e o Divino.

Que Deus continue iluminando a Lua
soprando seu vento suave
dando-me força para cada vez mais
correr em sua direção.

CONSIDERAÇÕES FINAIS

São significativos os casos de pessoas que relatam viver ou terem vivido os sentimentos supracitados por meio da prática de atividades físicas, mas elas não são a maioria. Ao contrário, representam poucos privilegiados. Nem sempre vivemos um momento de nossas vidas onde a busca por sentimentos na prática física corpórea seja uma tarefa fácil. Quase sempre, seja pelo excesso de compromissos ou por questões ambientais não favoráveis, tudo parece conspirar para que não nos movimentemos ou para que a qualidade deste movimento decaia.

Tive uma aluna que por muitos anos praticou exercícios físicos sob minha orientação, sem de fato identificar-se com as atividades propostas. Alegava que sua rotina de trabalho e outros afazeres eram muito pesados e que, por isso, não encontrava tempo para o que de fato gostaria de fazer com frequência como, por exemplo, entrar em uma aula de dança ou pedalar no calçadão da praia. Como em seu prédio havia uma pequena sala de ginástica com equipamentos e esteiras, escolhia a praticidade de exercitar-se naquele local, economizando tempo.

Todavia, o que de fato acontecia era que essa aluna, mesmo ciente dos inúmeros benefícios que a prática física poderia proporcionar-lhe, centrava-se muito mais na necessidade de permanecer dentro de um faixa de peso considerada razoável (fator estimulador) do que em sentir prazer (fator motivador) por meio da realização da prática física. Em função das prioridades que estabeleceu para si própria, determinou o local, as modalidades e o professor que a ajudaria a obter os resultados esperados, dedicando o menor intervalo de tempo possível para este fim. Muito raramente, permitia-se ir ao calçadão da praia para caminhar ou fazer uma trilha, mesmo nos finais de semanas.

Sua realidade, entretanto, não é diferente daquela da maioria das pessoas. Abrimos mão dos movimentos com os quais nos identificamos e dos locais nos quais gostaríamos de praticá-los, em função de outras necessidades e das dificuldades que se apresentam. Quantas vezes em minha vida também não me vi igualmente obrigado a diminuir a frequência de exercícios que de fato gostaria de praticar, ou a modificar o local em que gostaria de treinar, em virtude da falta de tempo, consumido por outras prioridades.

Para assumirmos um estilo de vida ativo precisamos, portanto, sintonizar nossos pensamentos e direcionar nossas ações para esse fim. Seja em nosso lar, no nosso bairro, em viagens que realizamos a passeio ou a trabalho, devemos sempre ter em mente a necessidade de criar possibilidades para o movimento, pois nem sempre o que desejamos idealmente será possível dentro da realidade em que vivemos. Saber ajustar a nossa rotina, para que ainda assim a prática corporal se faça presente nas mais diversas circunstâncias, mesmo que não seja em uma condição ideal, é também, sem sombra de dúvidas, uma vitória pessoal.

Contudo, se ficamos permanentemente presos a esse quadro, tenderemos a encarar a prática física como um fardo, uma obrigação a ser cumprida. Se não levamos em conta o ambiente em que treinamos, a natureza das tarefas envolvidas, e se não nutrimos empatia por estas, poderemos vivenciar momentos de enorme desprazer e angústia, que perdurarão até que a prática corpórea seja interrompida e nossas energias sejam redirecionadas para outros anseios que se façam presentes. Por outro lado, quando empenhamo-nos em atividades onde nossas necessidades e sentimentos são correspondidos e alcançados, desfrutamos de uma sensação de satisfação e alegria que todo ser humano deseja, independente de sua condição socioeconômica, crenças e valores.

As necessidades, como vimos, podem mudar de pessoa para pessoa ou até em nós mesmos. O que hoje acreditamos ter ou ser necessário para sermos felizes e termos paz pode não obrigatoriamente incluir as mesmas coisas que julgávamos importantes tempos atrás. As pessoas podem, inclusive, ter desejos completamente discrepantes e até opostos aos nossos e igualmente necessários para elas. Todavia, todos desejamos sentimentos que nos proporcionem plenitude. Todos desejamos nos sentir melhores. Os caminhos que percorremos para esse fim, contudo, se modificam e podem, muitas vezes, ser até prejudiciais à saúde de nosso organismo.

De maneira alguma este livro tem a intenção de assumir o estilo de vida ativo como a única forma de sermos felizes e plenos. A intenção é apenas de ajudar o leitor a refletir, a encontrar e a percorrer, por si próprio, a jornada de autotransformação representada por essa mudança. Seguem, desse modo, algumas orientações importantes que devemos considerar para esta empreitada:

1ª Orientação:

Pré-avalie seus sentimentos. Desejo verdadeiramente modificar minha vida, de forma a torná-la mais ativa, e aceitar todas as implicações e sacrifícios que resultarão dessa mudança? Avalie a existência de fatores emocionais bloqueadores, para que possam ser tratados e solucionados;

2ª Orientação:

Se necessário e possível, busque a ajuda de profissionais para orientar nesta empreitada que significa assumir um estilo de vida ativo;

3ª Orientação:

Antes de iniciar a prática regular de exercícios físicos, faça uma avaliação médica e física que permita assegurar sua condição fisiológica;

4ª Orientação:

Avalie seus objetivos, tenha sempre como primordial o desenvolvimento da saúde integral de seu organismo;

5ª Orientação:

Organize seu dia de forma a que possa ter ao menos 30 minutos dedicados ao movimento do corpo, pelo menos cinco vezes por semana;

6ª Orientação:

Identifique ambientes propícios ou busque trabalhar o ambiente em que se encontra, a fim de congregar o maior número possível de fatores estimuladores e permitir que fatores bloqueadores sejam cada vez menos atuantes;

7ª Orientação:

Identifique as formas de se movimentar com que tem mais afinidade e que estejam em consonância com os objetivos que pretende alcançar sem prejudicar seu organismo;

8ª Orientação:

Estabeleça as metas que pretende alcançar ao tornar sua vida mais ativa. Acompanhe sua evolução e defina caminhos para atingi-la;

9ª Orientação:

Avalie os sentimentos vivenciados durante a prática física de forma inteligente, reforçando-os quando positivos e reinventando outras maneiras de se exercitar, quando negativos, almejando sempre o alcance de um estado de satisfação.

Conforme ressaltado por Berge (1988), a harmonia entre a(s) nossa(s) inteligência(s), nossas sensações e necessidades elementares vem sendo perturbada pela vida moderna e suas imposições sociais. Esta desarmonia psicossomática, cada vez mais frequente, vem resultando em tensões nervosas, movimentos incontrolados, fixidez ocular, perturbações respiratórias ou cardíacas, angústias de todo o gênero, sono agitado etc. A prática regular de atividades físicas – especialmente aquelas realizadas nos momentos livres de lazer – certamente apresenta-se como uma das mais eficazes ferramentas no combate destas mazelas, contribuindo fundamentalmente para a harmonização de nosso organismo.

Assim sendo, espero que agora, chegando ao final desse livro e tendo como meta maior o alcance da saúde integral (física, mental, social e espiritual) de nosso organismo, possamos de uma maneira mais consciente utilizar nossa inteligência corporal nas mais diversas circunstâncias para conseguirmos – em correspondência com nossas necessidades mais elevadas – inserir a prática regular de atividades físicas em nossas vidas, identificando os principais fatores motivadores que geram a força de ação necessária para rompermos com a inércia. Pois, somente assim, poderemos conferir à prática física sentimentos genuínos e fundamentais para que seja verdadeiramente plena e prazerosa de ser vivida proporcionando uma bela jornada de auto descobrimento.

PLENITUDE NO MOVIMENTO
SAÚDE INTEGRAL   FÍSICA / MENTAL / SOCIAL / ESPIRITUAL
SENTIDOS   TRANSCORPORAL / INTERCORPORAL   INTRACORPORAL
PRÁTICA FÍSICA CONSCIENTE
FATORES MOTIVADORES   SALUTAR / ESTÉTICO / RENDIMENTO   SOCIAL / CATARSE / SENSÓRIO   TERAPÊUTICO
NECESSIDADES   AUTO REALIZAÇÃO / ESTIMA / SOCIAIS   SEGURANÇA / FISIOLÓGICAS
INTELIGÊNCIA CORPORAL   LINGUÍSTICA / LÓGICA / ESPACIAL / MUSICAL   INTERCORPORAL / INTRACORPORAL   CINESTÉSICA

REFERÊNCIAS:

ABRAMSON, E. **Inteligência corporal**. Redescubra as verdadeiras necessidades de seu corpo e revolucione definitivamente sua alimentação e forma física. Rio de Janeiro: Best Seller, 2006.

BERGE, Y. **Viver o seu corpo**. Para uma Pedagogia do movimento. 4. ed. Rio de Janeiro: Martins Fontes, 1988.

CAPRA, F. **O ponto de mutação**. 20. ed. São Paulo: Cultrix, 1997.

CARRARA, S. **Curso de especialização em gênero e sexualidade**. Disciplina 1: Diversidade, diferença e desigualdade. Rio de Janeiro: CEPESC; Brasília, DF: Secretaria Especial de Políticas para as Mulheres, 2010.

COBRA, N. L. **A semente da vitória**. 9. ed. São Paulo: Editora Senac, 2007.

COVEY, S. R. **Os sete hábitos das pessoas altamente eficazes**. 53. ed. Rio de Janeiro: Best Seller, 2005.

DUHIGG, C. **O poder do hábito**: porque fazemos o que fazemos na vida e nos negócios. Rio de Janeiro: Objetiva, 2012.

FRANKL, V. **Em busca de sentido**. 37. ed. Rio de Janeiro: Vozes, 2015.

GAMA, M.C.S.S. **A Teoria das Inteligências Múltiplas e suas implicações para educação**. Disponível em: <www.psicopedagogia.com.br/artigos/artigo.asp?entrID=18>. Acesso em 27 jun. 2015.

GARDNER, H. **Inteligências múltiplas**: a teoria na prática. Porto Alegre: Artmed, 1995.

GOLEMAN, D. **Inteligência emocional**. A teoria revolucionária que redefine o que é ser inteligente. 9. ed. Rio de Janeiro: Objetiva, 1995.

IBGE – Instituto Brasileiro de Geografia e Estatística. **Pesquisa mensal de emprego** – PME – Mulher no mercado de trabalho: perguntas e respostas. 2012.

IBGE – Instituto Brasileiro de Geografia e Estatística. **Pesquisa nacional de saúde**. Percepção do estado de saúde, estilos de vida e doenças crônicas: Brasil, grandes regiões e unidades da Federação. Rio de Janeiro: Fiocruz, Ministério da Saúde, Ministério do Planejamento, Orçamento e Gestão, 2013.

LOPES, L.N.C. **Motivação e satisfação no trabalho**: um estudo da academia Activa. 2005. GHR – Monografia (Pós-Graduação em Gestão de Recursos Humanos). Universidade Federal Fluminense, Niterói, 2005.

ROBERT, H. **Emagrecimento**. 100 perguntas e respostas. São Paulo: Larousse do Brasil, 2003.

SEGAL, A. **Obesidade não tem cura**, mas tem tratamento. 2. ed. Rio de Janeiro: Ediouro, 2004.

XAUSA, I. A. M. **A Psicologia do sentido da vida**. Rio de Janeiro: Vozes, 1986.